谈心解惑 精神健康

上海市医学会
上海市医学会精神医学专科分会 组编

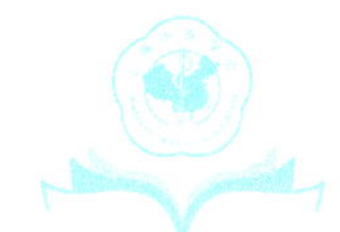

上海市医学会
百年纪念科普丛书
1917—2017

上海科学技术出版社

图书在版编目(CIP)数据

谈心解惑　精神健康／上海市医学会,上海市医学会精神医学专科分会组编. —上海:上海科学技术出版社,2017.12

(上海市医学会百年纪念科普丛书)

ISBN 978-7-5478-3763-4

Ⅰ.①谈…　Ⅱ.①上…②上…　Ⅲ.①精神病—诊疗　Ⅳ.①R749

中国版本图书馆 CIP 数据核字(2017)第 267243 号

谈心解惑
精神健康

上海市医学会
上海市医学会精神医学专科分会　组编

上海世纪出版(集团)有限公司
上海科学技术出版社　出版、发行
(上海钦州南路 71 号　邮政编码 200235　www.sstp.cn)

字数:150 千　　　　印张 12
2017 年 12 月第 1 版　2017 年 12 月第 1 次印刷
ISBN 978-7-5478-3763-4/R·1487
定价:30.00 元

内容提要

本书分为"读经典"和"问名医"两部分。

"读经典"部分收录了 20 篇上海市医学会精神医学专科分会的著名专家曾发表过的经典科普文章，这些文章权威而生动地阐述了精神医学领域的经典案例，体现了精神医学专科的发展与进步。

"问名医"部分针对患者及家属最关心的问题，做出了专业易懂的解答，百余个科普问答涵盖了精神医学专科常见疾病的防治、康复、生活保健等。

随着现代精神医学的发展，人们关注的既有传统精神病学所包含的精神疾病，如精神分裂症、躁狂症、抑郁症等，也有广义的精神健康所包含的人类心理及行为问题，如进食障碍、应激障碍、成瘾行为等。本书从权威的角度，以通俗易懂的叙述方式，帮助广大读者全面了解精神医学知识，精神心理更加健康，社会更加和谐。

本书编委会

顾　　问：张明园　吴文源
主　　编：何燕玲
副 主 编：赵　敏　汪作为　陆　峥
编委名单：（按姓氏笔画排序）

王　振　王　涛　方　芳　占归来　冯　威
刘晓华　刘涛生　刘登堂　安孝群　孙喜蓉
孙锦华　杜亚松　李晨虎　李清伟　李　婷
张　晨　张劲松　陈　华　邵春红　易正辉
岳　英　金海燕　赵旭东　洪　武　骆艳丽
秦虹云　彭代辉　谢红涛

学术秘书：范　青

总 序

上海市医学会成立于 1917 年 4 月 2 日，迄今已有 100 年的悠久历史。成立之初以"中华医学会上海支会"命名，1932 年改称"中华医学会上海分会"，1991 年正式更名为"上海市医学会"并沿用至今。

百年风雨，世纪沧桑，从成立之初仅 13 人的医学社团组织，发展至今已拥有 288 家单位会员、22 000 余名个人会员，设有 92 个专科分会和 4 个工作委员会，成为社会信誉高、发展能力强、服务水平好、内部管理规范的现代科技社团，荣获上海市社团局"5A 级社会组织"、上海市科协"五星级学会"。

穿越百年历史长河，上海市医学会始终凝聚着全市广大医学科技工作者，充分发挥人才荟萃、智力密集、信息畅通、科技创新的优势，在每一个特定的历史时期，在每一次突发的公共卫生事件应急救援中，均很好地体现了学会的引领带动作用。近年来，在"凝聚、开放、服务、创新"精神的指引下，学会不忘初心，与时俱进，取得了骄人的成绩。

2016 年，习近平总书记在"全国卫生与健康大会"上发表重要讲话，指出"没有全民健康就没有全面小康"，强调把人民健康放在优先发展的战略地位。中共中央、国务院印发的《"健康中国 2030"规划纲要》明确了"共建共享、全民健康"是建设健康中国的战略主题，要求"普及健康生活、加强健康教育、提高全民健康素养"，要推进全民健康生活方式行动，要建立健全健康促进与教育体系，提高健康教育服务能力，普及健康科学知识等。上海市医学会秉承健康科普教育的优良传统，认真践行社会责任，组织动员广大医学专家积极投身医学科普创作与宣传教育。

近年来，学会重点推出了"健康方向盘"系列科普活动、"架起彩虹桥"系列医教帮扶活动和"上海市青年医学科普能力大赛"三项科普品牌。通过科普讲座、咨询义诊、广播影视媒体宣传以及推送科普文章或出版科普读物等多形式、多渠道，把最前沿的医学知识转化成普通百姓健康需求的科普知识，社会反响良好。配合学会百年华诞纪念活动，其间重点推出了百场科普巡讲活动和百位名医科普咨询活动。上海市医学会以其卓有成效的科普宣教工作受到社会各界好评，荣获上海市科委颁发的"上海科普教育创新奖-科普贡献奖(组织)二等奖"、中华医学会"优秀医学科普单位"和"全国青年医学科普能力大赛优秀组织奖"，成为上海市科协"推进公民科学素质"百家示范单位之一。

为纪念上海市医学会成立 100 周年，同时将《"健康中国 2030"规划纲要》精神进一步落到实处，我们集中上海医学界的学术领袖和科普精英编著出版这套科普丛书，为大众提供系统的医学科普知识以及权威的疾病防治指南，为"共建共享、全民健康"的健康中国建设添砖加瓦。在这套丛书里，读者既可以"读经典"——呈现《再造"中国手"》等丰碑之作，重温医学大家叱咤医坛的光辉岁月，也可以"问名医"——每本书约有 100 名当代名医答疑解惑，解决现实中的医疗健康困扰。既可以通过《全科医生，你家的朋友》佳作，找到你的家庭医生，切实地感受国家医疗体制改革的努力给大众带来的健康保障；也可以领略《从"削足适履"到"量身定制"——医学 3D 打印技术》《手术治疗糖尿病的疗效如何》等医学前沿信息，感受现代医学科技进步带来的福音。

经典丰满的内容，来源于团结奋进、齐心协力的编写团队。这套丛书涉及上海市医学会所属的 50 余个专科分会，编委达 2 000 余名，参与编写者近 5 000 人，堪称上海市医学会史上规模最大的一次集体科普创作。我相信，每一位参与科普丛书的编写者都将为在这场百年盛典中留下手迹，并将这些健康科普知识传播给社会大众而引以为荣。

在此，我谨代表上海市医学会，向所有积极参与学会科普丛书编著的专科分会编委会及学会工作人员，向关注并携手致力于医学科普事业发展的上海科学技术出版社表示衷心的感谢！

源梦百年、聚力同行，传承不朽、再铸辉煌。愿上海市医学会薪火不熄，祝万千家庭健康幸福！

上海市医学会 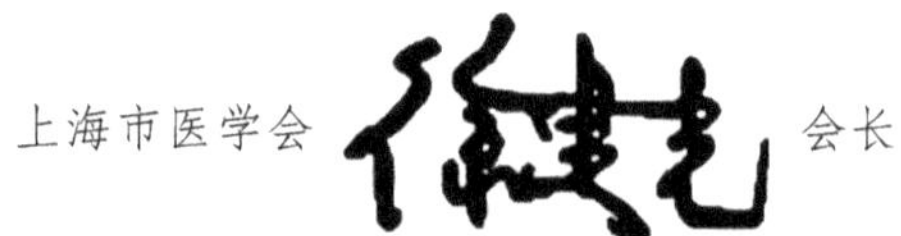 会长

2017 年 5 月

前　言

　　精神科或许是特别需要科普的一门学科。它在医学领域的起步很晚，现代精神病学一般从 1950 年代开始算起，至今不过区区几十年的历史，但它的根系却与悠久的哲学和神学有着千丝万缕的联系。人们普遍缺乏精神卫生知识，并对精神疾病有着根深蒂固的歧视和偏见。因无知、偏见和病耻感而耽误求助，耽误治疗，乃至造成不可挽回结果的不计其数。

　　普及精神卫生、普及精神疾病的防治知识，比普及一般健康知识和躯体疾病知识更困难些，因为一则精神的东西有点"玄"，看不见、摸不着，不容易说清楚，也不容易学习掌握；二来精神上的问题人们不仅不大敢说、敢问，怕被人怀疑精神有问题，"沾上边"；三是精神疾病缺乏客观检查手段，很多科研发现尚不能用于临床实践中的具体个案。这门年轻的学科还不成熟，因此"假说"多，概念范畴变化多，给科普带来困难。

　　好在从老一辈精神病学专家起，精神科重视科普已经有了良好的传统和氛围，新一代的接棒借力新媒体技术则如虎添翼。做精神卫生必须做科普，已经深入精神科专业工作者的理念中。本书的编写过程和内容布局充分体现了这一点。从编委名单上可以看到，上海市医学会精神专科分会的委员和青年委员们非常踊跃参与这项科普工作，纷纷以自己的专业特长完成相应问题；同时，积极提议纳入临床工作中常常被问及或者感受到急需普及的问题。若不受人数和篇幅的限制，会有更多的专家参与，会有更多的内容纳入。初稿出来后，编委们互相审校，从选题、撰写风格到内容，全面提出修改建议，以保证本书的可读性和科学性。在此，我要感谢前辈的传、帮、带，感谢各位编委的贡献，感谢秘书范青医生认真仔细的工作，感谢上海科学技术出版社编辑们的付出！

　　本书共分三个部分。第一部分的"读经典"优选了部分活跃在科普写作领域老专家既往已经发表的经典之作。这些作品的内容，虽然有的经过时代变迁，其定义、诊断标准或治疗方法已经"过时"，但其中探讨的问题和传播的理念仍然有价值，特别是其写作手法，丝丝入扣，读来津津有味，至今仍是科普上佳之作、样板之作。第二部分的"问名医"，精选有普遍性的或民众有必要了解的 160 余个问题，为读者打造一个精神卫生和精神疾病的微型基本知识库。最后一部分介绍常用药物的名称、剂量及需要检测的药物浓度范围，因为诊疗中经常发现病家说不清楚自己吃的药名及其剂量。最后的精神障碍诊断类别，是方便大家查阅哪些病属于精神疾病。

值此上海市医学会成立百年之际出版此书，以资纪念。希望本书的出版，能有助于大众学习精神卫生知识，提高医学素养，更好地承担起自己精神健康第一责任人的职责。

上海市精神卫生中心精神科主任医师

上海市医学会精神医学专科分会主任委员

何燕玲

2017 年 10 月

目　录

目录

生|理|紊|乱|篇 …………………………………………………………… 109

认|知|障|碍|篇 …………………………………………………………… 114

CHAPTER ONE

读 经 典

一、精神科医生读"红楼"

一部《红楼梦》，古往今来，有多少人予以评说。有的推崇备至，称之为"封建社会百科全书"，有的嗤之以鼻，斥之为"诲盗诲淫之作"，众家之说，大相径庭。至于书中人物、情节、立题、命意，各种评析更是因人而异，褒贬不一。正如鲁迅先生所说："单是命意，就因读者的眼光而有种种：红学家看见《易》，道学家看见淫，才子看见缠绵，革命家看见排满，流言家看见宫闱秘事……"笔者是个精神科医生，又学过一点心理学，出于职业的"偏爱"，凡书中涉及精神疾患和心理变态种种描述之处，总要多看上几眼，读来却也别有兴味。

曾记得，第一次读《红楼梦》早在中学时代。当时似懂非懂，不求甚解，但是有一种直觉，感到《红楼梦》中的怪人颇多：宝玉之"憨"，黛玉之"愁"，妙玉之"痴"，凤姐之"狠"……似乎与凡夫俗子不尽相同。可是只见其怪，不知其所以怪，究竟怪在何处，说不上来。后来进了医学院，上精神课时，老师生动有趣的讲述引起了我的兴趣，使我感到有些内容"似曾相识"，仿佛在哪里见到过这些精神病患者，看到过这类精神症状。细细琢磨，却是同《红楼梦》有关。

如今，在下成了一个精神科大夫，同患者朝夕相处。重读《红楼梦》，疑窦顿开。书中的很多人物，同我的患者何其相似；书中所描述的许多现象和心理活动颇可作为精神病学的课题，加以研究一番。

诚然，笔者不是"红学家"，文章篇幅有限，不可能对《红楼梦》一书的社会意义和人物的阶级属性多加论述，也无意对《红楼梦》一书作精神病学的考证。我只是作一些精神科知识的普及工作，借助《红楼梦》这部名著和大家熟悉的几个人物，加以形象化的描述，免得读者感到文章过于枯涩乏味罢了。

谨此说明，以免误解。

宝玉疯病之谜

《红楼梦》的男主角——贾宝玉，是个"混世魔王""富贵闲人"，"行为偏僻性乖张"，精神活动是不正常的，而且好发"疯病"。宝玉"疯病"的明显大发作，至少见有三次。第一次见第25回"魇魔法叔嫂逢五鬼，通灵玉蒙蔽遇双真"；第二次见第57回"慧紫鹃情辞试莽玉，慈姨妈爱语慰痴颦"；第三次自第94回"宴海棠贾母赏花妖，失宝玉通灵知奇祸"开始，时断时续，发病时间较长，直至终篇为止。

　　贾宝玉得的是什么病呢？曹雪芹故意写成是因为"失玉""魔魔法"和"宝玉失灵"的结果，我们当然不能相信。从现代医学看，贾宝玉得的是癔症，也就是歇斯底里（现行诊断名称"分离性障碍""转换性障碍"——编者注）。

　　癔症，属于神经官能症的一种，临床表现可以是各种各样，有的表现为"腹痛""失明""耳聋""手脚不能动弹"；有的表现为"抽搐发作""昏厥"；也有的表现为像贾宝玉这样的"精神病发作"。由于癔症发作的形式可以类似各种疾病，有人便把癔症叫做"疾病的摹仿家"。

　　临床上遇到癔症的表现有一些共同的特点，这些患者往往又有共同的性格和特征，他们发病的临床特点和发病前的性格特征，就是诊断疾病的主要依据。那么，让我们把《红楼梦》当作病史，来看一看"宝二爷"是否符合"癔症"这一诊断。在三次发病中，可算第二次最为典型。我们就以第二次发病为例，结合另外两次发病，以及书中的其他描述作一分析。

　　从本质上看，癔症是一种心因性疾病，也就是说是在心理因素或精神刺激下起病的。宝玉和黛玉早已以心相许，他们是封建礼教的叛逆者，又是封建礼教的牺牲品。他们两人希望结合，但又一直担心不能结合。紫鹃戏言"妹妹回苏州去"，又说要相互退还信物——"从前儿时玩的东西"，宝玉一急，"便如头顶上响得一个焦雷""半天不能作声"，接着便大发起来。

　　话又得说回来，引起癔症发病的精神刺激，一般都不是什么太严重的精神创伤。宝玉的那种发病，归根到底，也不过是紫鹃的"几句玩笑"而已。王太医是懂一些精神科知识的，他说"世兄这症，乃是急痛迷心""不过一时壅蔽，较别的似轻些"。

　　精神性癔症，一般是发作性的，他们发起来，闹得不亦乐乎；过一段时间，烟消云散，恢复正常。多数患者发作的时间都不太长。宝玉第一次发病，大发只有三天；第二次，不过几天；第三次，时间较长，但是其间也是时好时坏，时而糊涂时而清楚，所以，第三次发病，其实不是一次，而是许多次。不发的时候，他们完全正常的，照样谈情说爱、吟诗作对、社交应酬。就以第三次发病来说，前后那么长时间，但是最后他居然还能应试赴考，中了第七名举人。可见，在不发病的那一阶段，精神功能并无缺损。这是癔症与许多严重的精神疾病的重要区别。

　　癔症的另一临床特点是发作的夸张性。癔症患者发病时往往带有情感色彩，或者哭哭啼啼，或者放声狂笑，或者是吵吵闹闹，症状看起来十分严重，甚至不认爹和妈，不识昼和夜。用精神科的医学术语来说，叫做"定向不全"，即不能作出正确的时间、地点和人物的定向。这类症状，在精神病中不太常见，除了癔症以外，还见于高热感染、脑出血以及其他严重躯体疾病伴发的精神障碍等。宝玉的第一次发病，似乎是糊涂已极，书中有一段很精彩的描述，"将身一跳，离地有三、四尺高，口内乱嚷，尽是胡语"。这种"比精神病更精神病"的表现，恰恰是癔症的特点。

这类发作的另一个特征是易暗示性。暗示性用通俗的话来说就是心理作用，暗示性强就是心理作用特别强。因此，患者的症状很容易受他人的言语和行为的影响，人多嘴杂时，发得更凶。第一次发病时，宝玉原先只是胡言乱语，王夫人和贾母等来看了，反而"拿刀弄杖，寻死觅活，闹得天翻地覆"。第二次发病时，开始只是目瞪口呆，一语不发。以后，许多人都来看他，"便满床闹起来"。患者的症状不但易受他人暗示，还易受自己的暗示，这叫做"自我暗示"。例如宝玉听见一个"林"字，就高嚷："了不得了，林家的人接他们来了，快打出去！"看到陈设的一只金西洋自行船，便指着乱嚷："那不是接他们的船来了？"把船掖在被中，便笑道："这可去不成了。"这些都是自我暗示的结果。暗示和自我暗示显然对症状起着推波助澜的作用。但是，也可以利用患者的这一特点，应用言语或动作，使其产生心理作用，促使病情好转或消失，医学上称为"暗示疗法"。癞和尚两次见宝玉，说了一番话，病情顿时好转，实际上就是一种"言语暗示疗法"。薛宝钗似乎懂一点心理学，她采取"佯然不理"的态度对待宝玉的病，没有暗示的支持，病情倒反见减轻。在这一点上，她比王夫人和贾母，以及我们经常见到的许多惊慌失措、大惊小怪的患者家属要高明得多。

贾宝玉的性格是有其特点的，医学上称为癔症性格，或者叫做歇斯底里性格。癔症性格的最主要特征是情感的不成熟，往往表现为感情用事。在贾宝玉的个性中，这一点很突出。大家都很熟悉的"撕扇子作千金一笑"便是例子。这类人情感是很丰富的，易哭易笑，易嗔易悲，但是他们的感情并不深刻，很容易转变，金钏儿之死、晴雯被逐，都与宝玉有关。宝玉虽然悲伤过一阵，但是转眼就将之抛到九霄云外，又在那里吃胭脂、抹花粉、调情作乐了。黛玉魂归离恨天，对宝玉来说应该是十分沉重的精神打击，然而曾几何时，黛玉尸骨未寒，贾宝玉却已经同新夫人打得火热，恩爱非凡了。贾宝玉尽管是个多情公子，但用情不专，感情多变，反映了他的情感不成熟的另一个侧面。

好幻想和易暗示性，是癔症性格另一特点。贾宝玉"看见燕子就和燕子说话，河里看见了鱼就和鱼儿说话，见了星星月亮，他不是长吁短叹的，就是咕咕哝哝的"。这种把鱼鸟星月拟人化的情况，就是好幻想的一种表现。书中另外有一段是写甄宝玉的，其实作者是把宝玉一人化为甄、贾二身，说的是同一回事。书中写道：宝玉每当不肖遭鞭笞时，就"姐姐""妹妹"乱叫起来，宝玉自觉这样一叫，便疼得好些。这不是典型的"心理作用"——自我暗示吗？

总之，这位混世魔王的"行为乖张""如痴如狂"的个性，是符合癔症的性格特征的。

黛玉心病之由

《红楼梦》中的女主角林黛玉，是曹雪芹笔下精心刻画的一个人物。不知道读者是否留意过，曹雪芹以他的生花妙笔，惟妙惟肖地为我们介绍了林黛玉的一次心因性抑郁症的来龙去脉。但是，要了解黛玉的病，首先还得从剖析她的怪僻性格和特定处境着手。

在宝玉和黛玉初次见面时，作者对黛玉作了这样一段介绍："两弯似蹙非蹙笼烟眉，一双似喜非喜含情目。态生两靥之愁，娇袭一身之病。泪光点点，娇喘微微。闲静时如姣花照水，行动如弱柳扶风。心较比干多一窍，病如西子胜三分。"简而言之，作者为我们描绘了一个美貌、体弱、多愁、善感和多疑的"病西施"的外表和内心世界。

黛玉的多疑也是出名的：如送给她宫花，她认为是人家挑剩的；夜访怡红院吃了闭门羹，她认为是故意的；宝钗与母撒娇，她觉得是故意做给她这个孤女看的；听见老妈子骂街，气得肝肠迸裂，当场昏厥。

她的性格，是不是像文中所说，是因为前世"愁水"灌得太多，以致五内郁结，缠绵不尽呢？ 换言之，她的个性是不是与生俱来的呢？ 我们是不相信所谓因果报应的。从现代医学看，性格是人的心理活动特征的总和，与遗传因素有关；但是在性格的形成上，环境因素却起着更重要的作用。

黛玉并无兄弟姐妹，自小被父母视作掌上明珠，又兼聪明秀丽，颇具才华，这是形成日后"孤芳自赏"性格的前因。但是，好景不长，年仅 6 岁，母亲去世，不久父亲又归了天，从此失去了父母的爱抚，成为一个无依无靠的孤女。而孤独无助的环境，最易导致"不安全感"的心境。童年环境的急剧变化，在她的心底留下严重的精神创伤，也是形成日后"多愁善疑"的怪僻性格的重要转折点。

如果说，在这以后能有一个良好的促使心理健康发展的环境，那么早年的烙印并非不可磨灭。然而，事与愿违，她千里投亲，寄人篱下，进了荣国府。荣国府是个是非之地，主子们勾心斗角，尔虞我诈，笑里藏刀，表面上道貌岸然，骨子里却男盗女娼；连有些奴婢也是趋炎附势，奉承拍马，明争暗斗，势利得很。黛玉在这样的环境下，不得不"步步留心，时时在意""恐被人耻笑了去"。这样使她更感到不安全，她"多愁善感"的性格也进一步有所发展。

"人在屋檐下，不得不低头。"林黛玉无财无势，体弱多病，在荣国府混一口饭吃，日子确实很不好过。因此常常自怨命薄，感到"我不如人"，这是她性格中"自卑"的一面。但是，从地位上来看，她又是主子，而且，她又是女红针绣、琴棋书画样样精通，是大观园"十二金钗"中的一个翘楚，她并不心甘情愿地低头，这是她性格中"自傲"的一面。两个矛盾的性格侧面，不但经常在内心发生冲突，而且时常与环境产生摩擦。在这些心理斗争中，她的"自傲感"屡遭挫折。贾府中的女太上皇——贾母，对她疼爱了一阵子以后，明显地冷淡了；荣国府的实力人物——凤辣子，对她也怠慢了；以致厨房连煮一点"燕窝粥"，也不大高兴；甚至老妈子也敢于在她这个名义上的主子的潇湘馆门前放声谩骂。老妈子骂的"你是个什么东西来这园子里头混搅"，这句老妈子的胡话不能说是完全没有背景的，也难怪"多心眼"的林黛玉，怀疑这老妈子是"有人指使"，感到大观园"住不得了"。

在封建社会里，一个走投无路的弱女子，只能靠找一个"知冷知热"的丈夫，来求得一个较好的归宿。林黛玉也不例外。贾宝玉是她的意中人，他俩有一定的共同语言，也有相当的感情。然而，碍于封建礼教，自己又不能说出口；没爹没妈，无人代言，为这些她经常郁郁不乐。更加上，又来了一个有财有势、善于笼络人心的薛宝钗，而且"金玉良缘"之类的话，又如此沸沸扬扬。黛玉对这些是十分敏感的，她终年忐忑不安，严重失眠，"大约一年之中，通共也只好睡十夜满足的觉"，头昏乏力，不思进食。然而，她毕竟还存在着一丝幻想，认为宝玉决不会抛弃她，这一信念已成为她最后的"心理支柱"。如果她的这一线希望也幻灭了，那么，她的精神也就全面土崩瓦解了。

在第 89 回，"人亡物在公子填词，蛇影杯弓颦卿绝粒"中，黛玉小姐终于暴发了一场可称颇为严重的心因性忧郁症。

所谓心因性忧郁症，就是在强烈的精神创伤以后产生的以情绪忧郁为主要表现的精神病。黛玉的病，是符合这一诊断的。

事情的起因，是从雪雁那里传来一个消息"宝玉定了亲了"。黛玉窃听得七八分，"如同将身撂在大海里一般"。这是一个极为严重的精神打击，她的一切希望全破灭了，于是便发病了。

病的主要表现是情绪忧郁，这些忧郁不同于一般的心理刺激以后的情绪反应，而是忧郁程度重，持续时间长，甚至危及生命。她不只是"泪珠儿断断点点"，"眼中泪渍，终是不干"。更严重的是产生了消极自杀的念头和行为。她"千愁万恨，堆上心来""左右打算，不如早些死了"。"又想到自己没了爹娘的苦，自今以后，把身子一天一天的糟蹋起来，一年半载，少不得身登清净。"紫鹃劝她多休息，少写字，她说："不怕！早完了早好！""以后你们见了我的字迹，就算见了我的面儿了。"这些话，分明是一个少女下决心毁灭自己生命的临终遗言。

她是这样想，这样说，也是这样做的。她采取的自杀手段主要是绝食，当天晚上，晚饭都不吃；以后，又有意糟蹋身子，每日把茶饭减下来；半月之后，连粥也不能吃；再过几天，竟是绝粒，以致奄奄一息，垂毙殆尽。用半个多月连续绝食的方法，来结束自己的生命，这可有多大的痛苦呀！可见黛玉忧郁之深。

"心病终须心药治"，心理治疗是心因性精神病的最重要的治疗。黛玉虽有贾母、王夫人等怜恤，不过是请医调治；只说黛玉常病，哪知她的心病？所以，一无效果，病情日重。"解铃还得系铃人"，这场病的直接诱因起自"雪雁之口"，而病情的转机也全亏雪雁的一番话。黛玉在生命垂危时，听得雪雁同侍书说起，宝玉并未定亲，老太太心里早有了人了，而且是要"亲上加亲"的。这番话，去除了引起黛玉发病的直接心理因素，仿佛是一剂救命的强心针，重又勾起了这位痴情女子生存下去的希望。从此起，阴极阳生，病渐减退。

但是，背叛旧礼教的"木石前盟"，结果还是敌不过四大家族支持的"金玉良缘"。到了那一日，当真得知宝玉确实要与宝钗成亲，在狂风恶浪中挣扎了如许年的黛玉，最终精神瓦解，连躯体也崩溃了，绛珠仙子终于怀着无限的愁和怨离开了人世！

妙玉的走魔之火

在"宝玉疯病之谜"中，曾经提到癔症是"疾病的模仿家"，可以有各种各样的临床表现。在《红楼梦》中，就描述了另外两种与癔症有关的情况——"走魔入火"和"神鬼附体"，这是两种饶有兴味的病理心理现象。

"走魔入火"，又名"坐禅入邪"，或者叫做"气功走火"，多见于佛教或印度瑜伽教徒长时间坐禅时。这在古今中外的宗教文献中，屡有记载。也可见于练气功时，作为"练功不得法"的一类表现。其表现颇为复杂，有的是噤口失声，不能吐言；有的是四肢松弛，无法动弹；有的是痉挛抽搐，神志不清；也有的是见神见鬼，胡言乱语。

《红楼梦》第87回"感秋声抚琴悲往事，坐禅寂走火入邪魔"中，有一段关于妙玉"走魔入火"的生动描述："那妙玉忽想起日间宝玉之言，不觉一阵心跳耳热，自己连忙收摄心神，走进禅房，仍到禅床上坐了。怎奈神不守舍，一时如万马奔驰，觉得禅床便恍荡起来，身子已不在庵中。便有许多王孙公子，要来娶她；又有些媒婆，扯扯拽拽，扶她上车，自己不肯走。一会儿，又有盗贼劫她，持刀执棍的逼勒，只得哭喊求救。"

这一段，从精神病学角度来分析，属于癔症患者自我暗示的"幻想性幻觉"；

见到王孙公子、媒婆、盗贼、车马和刀棍，是"视幻觉"；而禅床恍荡，身子已不在庵中，是"前庭幻觉"和"运动幻觉"。这些幻觉有两个特征：第一是生动逼真，第二是与幻想有关。生动逼真在文字中已经可以看出，有情有景，有形有声，如同放电影一般。与幻想有关的，则需作一些解释。俗话说：妙龄少女哪个不多情。妙玉出身大家，如何会遁入空门，书中未作详细交待，想来总有隐情。她年轻貌美，多才多艺，在《红楼梦》十二曲的"世难容"中，说她是"气质美如兰，才华馥比仙"。虽然是青灯古殿常相伴，但是她"尘缘未断"，并非"四大皆空"。她与"宝二爷有原故""后来不知怎么又得起相思病"，可见妙玉也是经常"思春"的。但是，她又是出了家的人，于是只得把自己的心愿和情绪深压在心底，把"窈窕淑女，君子好逑"之类，作为自己难以实现的幻想。然而，这类被压抑的情绪，并非槁木死灰，而是隐藏着的一团烈火，有朝一日，可能暴发。那一日，她与惜春下棋，宝玉闯了进来，又是"何缘下凡"、又是"出家人心是静的"，这些话勾动了妙玉这位"有心人"的心弦，妙玉"那脸上的颜色渐渐的红晕起来了"，惜春还要下棋，她半日方能作答，以后又觉得不好意思起来，接着，又和宝玉一起听了另一个思春少女黛玉的"悲切琴声"。这一番经过，把妙玉一触即发的"情火"引了出来。坐禅时心怎么能静得下来？幻想联翩，心跳耳热，终于产生了以"儿女之情"为中心内容的"幻想性幻觉"。

妙玉的"坐禅入魔"还有一些症状，她两手撒开，口中吐沫，神志不清，这些符合癔症性昏厥的表现。她把从南边同来的女尼视作是自己的"妈"，这是癔症性的定向障碍；她眼睛直竖、两颧鲜红、高声大骂，抱住那女尼呜呜咽咽地哭了起来，说什么"你不救我，我不得活了"，这些属于情感的释放，也是癔症的表现之一。

癔症是发作性的，维持时间不会太长，妙玉只吃了一剂降伏心火的药，便稍稍平复，不久便痊愈了。这里有一个问题：为什么她的癔症会在"坐禅"时发生？推而广之，也可以问为什么会产生"坐禅入魔"和"气功走火"？

坐禅和气功的静坐功相仿，如果应用得法，不失为养生保健的锻炼方法。从现代医学观点来看，它们具有"松弛疗法""呼吸疗法"和"生物反馈疗法"的功用。但是，坐禅和静坐需要坚持很长时间，加上当时精神上的放松，因此就使人进入了一种似睡非睡、似醒非醒的催眠状态。练功者虽然并未真正入睡，但是却可能"视而不见""听而不闻"。在催眠状态下，大脑皮层抑制，而大脑皮层下部分——情绪和内脏功能的重要调节部位，因为失去了大脑皮层的部分控制，兴奋性增高，因而特别容易接受暗示和产生情感释放现象。有时练功者，不但练功时间长，而且进食少，甚至几天几夜全不进食，这样就可能在坐禅过程中产生饥饿和疲劳，进一步削弱了大脑皮层的功能，导致癔症症状的产生。此外，有些"功"本身也有暗示作用，"通过自我想象"来调节躯体感觉。还有一点，也是特别重要的一点，就是有些人本身的个性就是癔症个性，本身就具有易受暗示的特点。以妙玉为例，她就具有一些癔症的性格特征。她十分感情用事，刘姥姥喝了她一口茶，她居然连杯子也要扔了，甚至连地板都要"打几桶水来"洗一下。她过分倨傲，给人以矫揉造作之感，这是癔症的性格特点——好表现自己和易受暗示的素质。加上因"练功不得法"而产生的易受暗示的条件，当然就容易产生癔症反应了。

赵姨娘"神鬼附体"

有关"神鬼附体"的传说，人们可能都不陌生。在电影、戏剧、文学作品和街头巷尾的闲谈中，以此为题材者并不少见。蒲松龄在十六卷的《聊斋志异》中，写了几百个好鬼、恶煞、狐仙、五通之类的神鬼故事，书中关于神鬼附体现象的描述，多得不胜枚举。在《红楼梦》中，也有好几段描写。其中，写得较为详细的是第 112 回"活冤孽妙姑遭大劫，死雠仇赵妾赴冥曹"，活灵活现地介绍了赵姨娘临终前"神鬼附体"的表现。书中那一段是这样写的："岂知赵姨娘满嘴白沫，眼睛直竖，把舌头吐出，反把家人吓了一跳．贾环过来乱嚷。赵姨娘醒来说道：'我是不回去的！跟着老太太回南去！'众人道：'老太太哪用你跟呢？'赵姨娘道：'我跟了一辈子老太太，大老爷还不依，弄神弄鬼的来算计我！我想，仗着马道婆出出我的气，银子白花了好些，也没有弄死了一个。如今我回去了，又不知谁来算计我！'"

这一段，可以分成四个部分。第一部分是"满嘴白沫，眼睛直竖，把舌头吐出"，这是说赵姨娘已经有"吊死鬼"——鸳鸯附体了。第二部分是"我是不回去的，跟着老太太回南去"以及"我跟了一辈子老太太，大老爷还不依，弄神弄鬼的来算计我"，这一番话，也是鸳鸯的口吻，说的是贾母死后，鸳鸯投环自尽，以及贾赦想收鸳鸯做小老婆，遭到拒绝，以后千方百计为难鸳鸯的事。这是已死的鸳鸯借着赵姨娘的口说话了。第三部分是"我想，仗着马道婆出出我的气，银子白花了好些，也没有弄死了一个"，这时赵姨娘又恢复了自己的身份，以她自己的口，讲出了她曾想仗着马道婆，用魔魔法害死宝玉和凤姐。用通俗的话来说，是"鬼走了"。最后一个部分，"如今我回去了，又不知谁来算计我"，则又是鸳鸯的口吻，似乎鬼又"附"在身上了。

世界上，根本就没有什么鬼和神，那么神鬼怎么会"附到"人的身上去呢？这种心理现象，到底应该如何解释？我们说，从病理心理学分析，"神鬼附体"是一种"自我暗示"。所谓"疑神疑鬼""疑心生暗鬼",就是说这类现象是从自己的怀疑,即自己的现象开始的。然而,要产生这样的怀疑,需要一定的土壤和气候。

这场"神鬼附体"发生的时间很特殊的。宝玉发疯、黛玉归天、贾府被抄、迎春夭折、太君去世、深夜被盗,这一系列的祸事接二连三地发生;宁荣二府已经开始树倒猢狲散,走的走,死的死,逃的逃;在这个封建大家庭将要彻底崩溃的前夕,人心惶惶,各自寻找自己的出路,连"显赫一时"的王熙凤,也要向一个村妪刘姥姥托起孤来。在这风雨飘摇、大厦将倾之际,赵姨娘也在思考着自己的前途。但是,有面子的头等主子,都已经是"泥菩萨过江",自身难保,还有谁来关心这位没用的"二等主子"?赵姨娘在灵堂,哭得昏了过去,她伤心的不是已故的贾母,而是她自己。此时此刻,联想到不久前死去的鸳鸯,也完全是可以理解的。

这场发作,发生于贾母停枢的铁槛寺。大家都知道寺庙教堂的环境,最易令人产生带宗教色彩的幻想。庄严肃穆的大殿,高大宏伟的菩萨,青面獠牙的判官恶煞,华盖宝幡,钟鼓磬钹,这一切即使对不信教的人,也有一定的心理影响。赵姨娘在此时此地,产生"神鬼显灵,因果报应"的幻想,也是很自然的。而发生"神鬼附体"最重要的一点,是赵姨娘本人的心理特点。她相信迷信,容易接受暗示。贾府中的男男女女,信神信佛的不在少数,经常烧香拜佛,占卜求卦,做佛事,斋祖宗,祭天神。僧尼道婆经常上门,大观园还养了一批小尼姑。其中赵姨娘是信得较厉害的一个,她相信马道婆确能使法害人,为此拿出了不少私房钱。相信迷信,与"神鬼附体"的发生有密切关系。

言归正传,一个相信有神有鬼的赵姨娘,当时的心境是沮丧失望,感到前途岌岌可危,在一个肃穆凄凉、气氛特别强烈的环境中,通过自我暗示的心理机制,便产生了"神鬼附体"的现象。

在精神科,"神鬼附体"最多见于癔症。但是原先有癔症性格特征的人,即使得了其他类型的精神病,也可以发生这种症状。另外,有些人有大脑或躯体的严重病变,大脑皮层功能的减弱,也可导致暗示性的增高,从而发生这类情况,赵姨娘的情况便属于后一种。她愈来愈重,竟然眼睛突出,嘴里鲜血直流,一时死去,隔了些时又回过来,到了第二天,便突然死亡。这就难以用癔症来解释了。真正的癔症是绝不可能因发作致死的。有些人把这类表现称为"症状性癔症",因为他们的发作表现像癔症,而实际上这类发作只是另一种躯体疾病的症状之一。

从香菱的"干血痨"谈起

《红楼梦》第80回"美香菱屈受贪夫棒,王道士胡诌妒妇方"中,有这样一段描述:"香菱虽在薛蟠房中几年,内外折挫不堪,竟酿成干血之症,日渐羸瘦,饮食懒进，请医服药不效。"这里讲的是香菱先患了结婚多年从未怀孕的"不育症"，以后又得了"干血之症"。这两种病，都与精神因素有密切关系。

"干血之症"就是所谓"干血痨"。用现代医学分析，这是一种发生于青年女性以闭经、月经停止为主要症状，并伴有营养不良和全身衰弱的疾病。

闭经通常属于妇科的诊治范畴，但可以由不同的原因造成，因此，闭经又是一种综合征。香菱的闭经，毫无疑问与精神因素密切相关。我们不妨简单回顾一下香菱的"病史"。幼年，她身遭不幸，被人贩子拐走，失却了父母之爱和天伦之乐。以后，又卖给薛蟠为妾。薛蟠号称"呆霸王"，既不知温柔体贴，更不知爱情为何物，只是把香菱当作发泄性欲的工具，供他使唤的奴婢。他们两人之间的关系，是可想而知的。顺便扯几句为什么同房数年却无胎孕的原由。《红楼梦》的作者认为是"血分中有病"，其实，这只能是原因之一，长期郁结的心理矛盾，也起着重要作用。后来，薛蟠将出名的"雌老虎"夏金桂娶进了门，把薛家闹得鸡犬不宁，矛盾进一步激化了。那个夏氏起了"宋太祖灭南唐"之意，把香菱视作眼中钉和肉中刺，百般侮辱，千方欺凌，最后，竟唆使薛蟠用门闩把香菱狠狠打了一顿，结果，"打"出了香菱的"干血痨"。这份病史，难道还不能说明她闭经的发生和精神因素的密切关系吗？

为什么精神因素可以造成闭经呢？大家都知道，女子的月经是卵巢的内分泌——黄体酮和雌激素的按月周期变动，造成子宫内膜和阴道黏膜的周期增厚和脱落的结果。而卵巢的激素分泌，则受垂体前叶的促性腺激素的调节。但垂体又受丘脑的控制，丘脑分泌促性腺激素释放因子，释放因子的多寡将直接影响垂体促性腺的分泌。事情的复杂性还不止于此，丘脑又与大脑皮层有密切联系，大脑皮层起着控制和调整丘脑功能的作用。产生月经机制的上下级中枢之间，还有非常复杂的反馈系统，概括成大脑皮层—丘脑—垂体—卵巢这样一个轴性系统，任何一个环节发生问题，都可能产生包括闭经在内的月经紊乱。有些患者，因卵巢发育不全，可以一直没有月经；患垂体和丘脑肿瘤的患者，也可能造成闭经；而心理刺激影响大脑皮层的功能，则是月经紊乱的常见原因之一。

精神因素可致闭经，也可造成其他形式的月经紊乱。我们在《红楼梦》中还可以找到其他例子。例如，第72回"王熙凤恃强羞说病，来旺妇倚势霸成亲"中，便借平儿之口介绍了凤辣子的"血山崩"之症。"血山崩"就是"月经过多症"，部分病例也是与精神因素有关的。王熙凤在这勾心斗角、尔虞我诈的大观园中，为了巩固她的既得利益，发展势力范围，谋取更多的私利，可以说是使出浑身解数，呕心沥血，机关算尽了。其心理上的负担，当然是不言而喻的。结果呢？"只从上月行了经之后，这一个月，竟淅淅沥沥的没有止住"。

其实，与精神因素有关的躯体疾病除了月经紊乱之外，还有许多种。精神因素不但与疾病的发生有关，还可以影响疾病的预后。不妨再从《红楼梦》中找几个例子：秦氏一家三口，秦可卿、秦钟、秦邦业，先后命归九泉。他们的病，都与精神因素有千丝万缕的联系。以秦钟的父亲，那个老学究秦邦业为例，水月庵的小尼姑智能儿私逃入城来会秦钟，被秦邦业察觉，把智能逐出，将秦钟打了一顿，自己气得老病发了，三五日便呜呼哀哉了。秦邦业有什么"老"病，书中除了第7回有过"残疾在身"四个字以外，别无交待。但是，我们从他旧病复发，不过三五日就去世这样急骤的病情演变中，可以合理地推测出很可能是"冠心病"。他终身课读，晚景凄凉，加上爱女夭逝，儿子不肖……这样接二连三的打击，终于造成冠心病复发，含恨长眠了。近代研究认为，"冠心病"属于与心理因素颇有关系的疾病之一。

还有，那位苦命懦弱的尤二姐，她被诓入大观园后，中了凤姐的借刀杀人计，既有凤姐亲自出马的冷嘲热讽，故意奚落；又有众丫头媳妇的言三语四，指桑骂槐，暗相讥刺；再有秋桐的赤膊上阵，大口乱骂。弄得尤二姐"要死不能，要生不得"，受了一个月的暗气，便恹恹得了一病，四肢懒动，茶饭不进，渐渐黄瘦下去。她当时已有身孕，但是如此严重的"妊娠反应"，却是严重的心理创伤推波助澜所致。

再有，贾府中的老祖宗贾母，年已八旬，应该是风烛残年，但是由于"养生有道"，一向还是体健得很。然而，贾府被抄，世职被革，子孙被押，这些沉重的精神打击，使她的健康情况急转直下。后来，不过略多吃了一些，便觉着胸口饱闷；以后病日重一日，又添了些腹泻，不多几天便魂归地府。因此我们觉得史太君的"病"和"死"，同心情烦恼的关系极为密切，这样的估计大概不能算过分吧！

此外，黛玉、晴雯、凤姐和迎春之死，贾瑞、甄士隐（香菱父）和封氏（香菱母）之病，都不能说与心理因素没有关系。书中还有许多类似的描述和记载，有心的读者，可以再查阅一下有关章节。

他们的病，虽然与精神因素有关，但并不等于单靠心理治疗便可以解决，因为这是躯体疾病，不是单纯的精神疾病。有的是精神因素扰乱了神经系统或内分泌系统，造成躯体器官和组织的功能和器质损害；有的是不良精神刺激削弱了机体的防御和免疫功能，对躯体健康有害的因素就趁虚而入，造成组织结构的病理改变。

特别提醒

上海市医学会百年大庆，征集科普文章。我自选了本文，有两点说明。

第一，当年我应《大众医学》约稿，写了一组《精神科医生读"红楼"》的文章。这组文章曾获上海市第二届科普作品奖。直到现在，还有人和我提起这组文字，可见科普文章影响力之广。当时《大众医学》是印数超过百万的刊物，而学术书籍或期刊，印数很少超过一万。科普文章的影响力是学术著作难以比拟的。希望大家能更加重视科普写作。

第二，文章发表至今已 30 余年，这期间精神医学有了很大的发展，"癔症性精神障碍"之类诊断，现在已经改名。为了尊重历史，也就不作更动。我的体会是医学科普也应与时俱进。

（张明园）

○ 摘编自《大众医学》1980 年

—— 专家简介 ——

张明园

张明园，上海市精神卫生中心主任医师，教授，博士研究生导师。曾任中华医学会精神医学分会第一届、第二届主任委员。

研究方向为临床精神病学、老年精神病学和社会精神病学等。

二、记忆力衰退，求人不如求己

年纪大了记性不好该怎么办？

年事渐高，记忆力必定减退，这是正常的生理现象。如果做记忆测验，十几岁时，得分最高；40岁左右时，测验成绩便逐步下降；到了六七十岁，下降的速度加快。所以，年纪大了，记性不好，这是常态。

我们常听说有过目不忘的"神童"，但即便是那些神童，到了耄耋之年，也无法再现当年的神奇。

一般而言，正常的记忆减退是一个缓慢、隐袭、渐进的过程。正如上了岁数的人常说的"记性一年不如一年"。和增龄相关的记忆力减退进程缓慢，加上人类大脑的代偿功能以及心理调节功能，早期的、轻微的记忆障碍不易察觉，等到记忆力减退至影响日常生活或者重要的社会功能时，比如忘记重要的约定，一个星期遗失了三四副老花镜，忘记支付水电费用而遭处罚滞纳金等，方才警觉。但回想起来，记忆障碍早已存在多年。

与多数和增龄相关的记忆障碍或所谓良性的健忘不同，还有一类"病理"的记忆障碍。后者的发生年龄较早，可在四五十岁时即发生，进展迅速，几个月甚至几天内便变得记忆力很差，显著影响生活和社会功能。如果有这样的情况，应该到医院检查，看看脑子出了什么问题，及时诊断，及时治疗。

如前面所述，大多数人上了年纪，记忆力都会减退。现在还没有研制出确有成效的增进记忆力的药品，所谓的益智食品或补品对记忆力的帮助也没有充分的医学证据。那么，记忆力衰退该怎么办呢？

俗话说"求人不如求己"，下面介绍几则针对记忆障碍的自助方法，目的不是矫正记忆障碍或提高记忆力，而是在有记忆缺陷的情况下，更好地适应社会生活，避免或减少因记忆问题造成的不良后果。

要承认自己有记忆问题，要告诉别人。许多人有了记忆障碍却不愿承认，更不愿其他人知道。其实，让亲友、邻居们知道自己的记性不太好，不但无害，反而有益，他们可以提供帮助。如果你告诉别人自己有记忆问题，那么别人一旦有事要告诉你，他们会多说几遍，到时他们还会提醒你。聚会结束时，他们会帮助你检查有没有遗落的物品。在你觉得有事情不能确定时，可以再问，别人也不会觉得奇怪。

随身带记事本，把要记的事随时写下来。"好记性不如勤笔头"，勤笔免思的法则适用于所有人，对于已有记忆障碍者更是必要。只用一个记事本就可以，不要在纸条上东记西记，因为过一会儿，又会找不到纸条在哪里。如果会使用手机记录，那更方便。手机有提示功能，如果设定，到时会响铃提醒。

要写当日日程表。每天早上，要整理备忘录，把当天要做的事，按时间顺序排一下，然后依次执行。内容可写得详细些、具体些，比如上午 10 时要去超市，采购哪些食品和用品，重要信息备份。有些信息，比如银行存折密码、重要联系人的电话和地址之类，可以记录在记事本或手机上，但记事本或手机也可能遗失，所以，一定要留个备份放在家中，有备才能无患。

固定的地方，固定的物品。用完的物品，要放回固定的地方。如果放在箱柜中，应该有存放物品的详细清单。这样在找东西时，就不会漫无目的地翻箱倒柜、火冒三丈。最不好的习惯是为了"安全"，把重要物品放到自己认为谁也找不到的地方，其后果往往是他人找不到，自己也找不到。

用辅助工具。举个例子，年纪大了，常有各种疾病，需要服用多种药物。有些人常常会忘记服药，或者记不清而重复用药。怎么办呢？可以到药房买一种用来放药的小盒子，每天早上把要吃的所有药物分门别类，分早中晚放入药盒的小格子内。到了晚上检查一下，这样可以防止漏服或多服。也有人用类似方法烧菜，可以防止多加盐或忘记加盐之类的尴尬。

要锻炼大脑。脑子的功能是用进废退，年轻时脑子用得多、用得勤的，大脑的增龄变化就会晚些、轻些。近年的研究证明，即使到了耄耋之年，大脑的功能锻炼依然有效，至少可以推迟和延缓记忆力减退的进程。读书看报，写字画画，社交活动，益智游戏，这些都有效果。西方年长者偏爱的"填字游戏"便是其中之一。

上面这些招数，并不是笔者的发明，多数来源于笔者多年前在美国读的一本书。该书的作者斯金纳在心理学界赫赫有名，他创造的操作性条件反射理论开创了现代心理治疗——行为治疗学。

斯金纳在年满 70 岁退出"江湖"以后，根据切身体会写成该书，据说该书的销量远远超过斯金纳在黄金年代专业著作销量的总和。只是笔者本人年事已高，也有记忆障碍，已经找不到原书，也找不到当年的读书笔记。只能把印象最深的几则加以整理和演绎，撰成此文，以飨读者。

最后还要说明，与增龄相关的心理生理变化很多，除了记忆障碍以外，常见的还有视力障碍、听力障碍等。这类失能，除了少数能用医学手段矫正外，多数并无良策，我们只能伴随缺陷安享晚年。而上面的那些自助原则，多数也适用。

　　面对心理生理变化，一是要承认，二是要正确应对。彻底解决是办不到的，但可以改善生活质量，把失能带来的不良影响减至最轻。总之一句话，求人不如求己，还是自助为好。

（张明园）

○ 摘编自《心理与健康》2012 年

三、抑郁症为什么会久治不愈

　　抑郁症是一种发作性疾病，大多数患者经过适当的治疗都能获得良好的缓解，单次病程很少超过 6 个月。如长达两年多的治疗仍不能缓解，就要对其原因进行综合分析了。

　　首先，诊断是否正确。只有正确的诊断才能够对症下药。引起抑郁的原因很多，首先要排除躯体疾病导致的抑郁状态，如甲状腺功能减退、肾上腺皮质功能减退等内分泌疾病都会出现抑郁，如果经检查确诊存在引起抑郁的原发性躯体疾病，就应该针对病因进行治疗。其次是否长期服用某种导致抑郁的药物如利血平等，如系药源性抑郁，则停服该药后症状可好转。此外，要考虑抑郁是否为其他精神障碍的伴随症状，如精神分裂症、各种神经症等，病家应该向医生提供更详细的病史资料，医生通过更全面的精神检查，可以得出正确的诊断。如果是精神分裂症引起的抑郁，就要以抗精神病药物治疗为主，如果是某种神经症所致，就应当加强心理治疗。

　　其次，对医嘱的依从性是否良好。许多长期门诊接受治疗的患者，由于缺乏有效的监督，常不能做到遵医嘱服药，原因有的是对疾病和药物缺乏认识，在情绪不好的时候服几天药，情绪稍好就马上停药，"三天打鱼，两天晒网"，疗效自然不会好。其实，他们不知道抗抑郁药物服用后不会有立竿见影的效果，起效最快也在一周以后。有的患者则过分担心药物的不良反应，看了说明书，还没有治疗就打退堂鼓，自作主张服用小剂量，长期达不到有效的血药浓度，导致"生米煮成了夹生饭"，迁延不愈。事实上，即使真的出现了不良反应，只要及时向医生反映，采取适当的应对方法，不良反应可以控制在不影响机体健康的最低限度的。还有的患者对医生不能做到充分的信任，又有急于求成的心理，希望最好能药到病除，如果服了几天药还不见成效，就另换医生，要求更换药物。结果看似每种药物都已用过一遍，实际上每种药物都未用足疗程。凡此种种，归根结底都造成药物剂量和疗程不足，直接影响治疗效果。

　　第三，对于住院治疗的抑郁症患者，通常都能得到正规的治疗，不存在剂量和疗程不足的问题。在此前提下，有条件的医院可做血药浓度的测定，以了解是否存在因个体差异所导致的口服吸收不佳或药物在体内代谢降解过快。如果证实如此，可以选择静脉滴注给药，否则应调换另一种药理机制的药物进行正规治疗。凡是对各种抗抑郁药均无效者，可施行改良电抽搐治疗，一般能对其中一半的患者有效。真正难治的患者可试用联合治疗的方法，这种非常规的疗法有时能取得戏剧性的效果。

此外，有的抑郁症患者起病与心理社会因素关系较大，诱因不除病难痊愈。而有的患者病前性格就是多愁善感，行事处世一贯消极悲观，对于这些患者光靠药物就很难治愈疾病，必须积极配合心理治疗才能奏效。

（季建林）

○ 摘编自《心理抑郁症惊恐症防治必读》2003 年

—— 专家简介 ——

季建林

季建林，教授，复旦大学附属中山医院心理医学科主任。曾任上海市医学会精神医学专科分会第八届、第九届副主任委员。

长期从事综合医院精神卫生工作，侧重抑郁、焦虑等情绪和行为障碍的诊治。

四、"忘情水"怎忘情

有一首歌中唱道，给我一杯忘情水，换我一夜不流泪……换我一生不伤悲。的确，情感的伤害，爱情的失落，最令人难以释怀；心创难愈，久不平复，乃至终生隐痛。歌中抒发的感情，就最能起到对这类"心碎人"的心理疏泄作用。许多现代情歌，都是靠此感染人、打动人的。因此，唱者幽咽委婉，听者楚楚凄凄，引起极大共鸣。若是由崇拜的偶像一唱，胜过一次心理治疗。

喜、怒、哀、乐，本是人之常情，是天生自然的情感。人人都希望天天快活，时时喜乐。若事与愿违，则心情难过；顿失所爱，则郁郁寡欢。人生谁无忧患，谁能长乐？抑郁之情在一定限度以内是正常的情感表现，只有过了头，影响到日常生活，才是抑郁病态。

古往今来，人们对一个"情"字，可没有小觑。元好问的词"问世间，情为何物，直教生死相许"对"世间情"作了究底的诘问。对这个问题，没有直白的定义式解答，但从诗歌中人们对情会有深切的理解。诗重情的抒发，画重意境的表现，好的诗作则具有诗情画意，把个看不见、摸不着的情感作了鲜活明晰的描述。笔者在写一本"抑郁症"科普书时，历述了抑郁之情的文学观照。屈原的忧患人生、蔡文姬所写生离痛苦的《悲愤诗》，到李后主(李煜)的"怨"、李清照的"愁"、陆游与唐婉的爱情悲歌，都是对一个"情"字的具体描述。许多悲秋、思秋之作抒发的是抑郁、悲凉之情。按现今的科学研究，悲秋不仅是文人墨客的情怀，它还与人的季节性内分泌变化有关。秋日开始，日照不足，昼日缩短，人体内松果体激素等激素分泌增加，以致人感到疲劳、嗜睡、情绪抑郁。

提到"忘情水"，使我想到人们从古至今追求的忘忧物，"萱草忘忧"的典故也是从诗经诗歌中流淌出来的。春秋时，征战频繁。出征时，妻子思念丈夫，把萱草种在北堂，希望忘其忧愁。因此，萱草俗名"忘忧草"，且受到历代文人墨客的赞誉。大概是忧愁太多，文人尤易触景伤怀。好的东西让人看了心情愉快，岂独萱草有此功效。真有了忧愁，恐怕萱草种得再多也没有用。故唐人吴融在《忘忧花》诗中也说："繁红落尽始凄凉，直道忘忧也未忘。"

古代忘忧之物，又何止萱草，酒被作为"忘忧物"歌颂得也最多。例如曹操的"何以解忧，惟有杜康"，陶潜的《饮酒》诗"泛此忘忧物，远我遗世情"。然以酒来达到忘忧解愁，历来也有反对意见，"抽刀断水水更流，举杯消愁愁更愁"是针锋相对的诗句，用酒是不能消解忧愁的。

"长生不老"是人类历来的渴求，如何摆脱忧郁愁苦，也是古代人常有的向往。萱草忘忧，流传久远；当今的一曲"忘情水"只是新瓶装旧酒，依我看，还非上乘之作。诗歌言简意赅，朗朗上口，便于传诵。但只有发自内心深处的真情实感，表达人类心声的呼唤，为追求幸福美好的向往，才能流传千古。

我工作之初(约 50 年前)，抑郁症尚无药可用。近些年，随着医学科学的进步，精神药物有很大的发展，治疗抑郁症的抗抑郁药更是发展迅速，从分子生物学上来消除患者的病症。从心理到生理，抑郁症都有症状表现。大量的生物学研究发现，对其病因和治疗提供了可信资料。抑郁症并非单纯心理疾病，它更需要化学(药物)、物理(电疗、经颅磁刺激、睡眠剥夺、光照治疗等)疗法。心理治疗与之匹配，起相辅相成之效。

（徐声汉）

○ 摘编自《名医谈心魔心医》2010 年

── 专家简介 ──

徐声汉

徐声汉，主任医师，复旦大学上海医学院精神病学、医学心理学教授。

多年来从事精神科中西医结合临床医疗教学及研究工作。

五、答一位患病读者

××读者：

细读了你写满六页信纸的来信，知你被心理问题和疾病困扰多年，至今尚未走出阴影，迫切要求帮助。

看了你自己所述的人生经历，第一句就写："也许只有天知道为什么我这个生命偏偏来到了这个世间。"这样的诘问是带有些忧伤、虚无和无奈的感情，何以如此?! 其实从你所陈述的你出生前的家庭背景看，虽是偏僻农村，但父亲是高中生，做过生产队长，看起来家庭还算可以。母亲有四个弟弟，虽不受姥爷喜欢，让她干苦活，但那也是一个家庭维持温饱之需。嫁给你父亲，先生了哥哥，继又生你，应该说你"投胎"的家庭与千百万个农村家庭没有什么两样，你还有生在少子女家庭的优势，不应该说不幸，没有理由低人一等。

你还有幼年幸福的记忆：四五岁时你还记得多么的快乐，父母宠着你，哥哥让着你，周围人也不伤害你。你是"80后"的一代，你们这一代，以往媒体议论最多的是被娇宠过分而碍于成长。但近年舆论认为"80后"一代也有优势，并非都是被宠坏的"小皇帝"。你历经多年折磨，还希望能从疾病中解脱，"走出苦难的深渊，过上正常人的快乐生活"，还是一种良好的心态。倘若你无所追求，对什么都无所谓，那就更糟了。

你说，五六岁时，苦难就开始了。因母亲生病，父亲承包砖厂失败。缺少母爱的温存，又因父亲变得脾气粗暴而恐惧，怕挨打，继而被恐惧所笼罩，怕打雷、刮大风，人家死人也担心自己也会死去，做梦常见自己掉进河里淹死。说明你性格中已注入了敏感、多虑、恐惧等神经质的成分。

按理，五六岁时，正是不谙世事的年纪，所谓"少年不知愁滋味"。而家庭中的一些遭遇，就在你心中掀起波澜，惹你愁烦。其实你的这种境遇，现实中司空见惯。对一个坚强、稳定型人格者，构不成人生挫折。后来你并没有一直陷入悲观绝望，还是走过来了。

进入小学你认为"环境没有给你带来快乐，你受过同学欺侮、老师歧视"，但后来父亲笤上村干部情况还是改观了。你出现性幻想、迷信、怕鬼，怕黑夜走路路过坟地……这些都不足为怪，算不上心理异常。只不过你对生活中的琐事，有些庸人自扰的敏感，"世间本无事，庸人自扰之"。

对于念中学，可以说你没有好的思想准备及适应能力，导致你看到困难重重，路远、不能经常回家、食宿条件差，本不成问题的事都成了问题。你所说的"独立性差、依赖性强、不能料理自己、小气又舍不得花钱，还有懒惰"，倒是你适应不良的真正原因。你十年读书，中考失败。父亲逼你复读，本无可非议，但你却认为是令人最痛苦的开始，加剧了心理偏差的发展，出现了整天胡想等你所谓的强迫思考，脑子失控停不下来的强迫症状。出现失眠、遗精、全身无力，学业难以为继，你父亲说你装病，但兵役体检合格，说明你的确身体并无大病。

你信中谈及的你求学及成长经历，与你的同龄人大概没有太多两样，但你的陈述，已带有"宿命"的先入之见，把本不成为问题的事都渲染了，这种推之客观的做法是种消极的心理防御方法，我在《成语典故与心理健康》一书中已谈到。要换种积极的心态，你就不该这么想。好在你还有点自知之明，信中恳求得到我对你的批评、建议、意见，给你科学的人生指导。因此，我就不客气地批评了。我在心理门诊时批评也很严厉，对一些积重难返的积习、偏离，用钝刀子割肉是割不断的。一个哭哭泣泣的患者，被我一骂，骂得笑出来了。有人说我的心理治疗是"嬉笑怒骂，皆成文章""良药苦口""忠言逆耳"，但都是治病助人。

信中说你希望能读到自己喜欢的书，如《鲁迅全集》，这很好。从中你会得到信心和力量，人是要有点志气的，你的意志不坚，需要读励志之作，传统文化中许多修身养性的书都会对你有帮助。

再有，从2000年，你就开始了求医，我审视了你提供的材料感到，你的求医治病，应是到位的。你前前后后到了不少地方，看了不少医生，你提到的商丘地区精神病院、太原精神病院，都是有资质的医院，有很好的医生。只是你对他们给予的治疗方案，没有坚持下来。你已久病成医，你称自己患有多种心理疾病，包括恐怖、焦虑、强迫、衰弱及性格缺陷，但你还漏掉抑郁、失眠、遗精症状。你的病更符合一种混合型的神经（官能）症，你的全部症状用抑郁症还不能概括。神经症是一种轻浅的疾病，是常见病，可以治愈。但若不能持之以恒地用药，坚持治疗，或有明显的素质不良，如原先有抑郁质或焦虑型人格，则治疗上需多下功夫，但仍可治愈。从信中得知，你以往用药，都属老一些药物，近十年新药很多，价钱虽贵点，但应该是有效的。如左洛复、赛乐特、怡诺思等，对同时存在抑郁、焦虑和强迫症状者，都会有效。一箭三雕，你不妨在医生指导下试着用一些，如症状未能控制，还应调整剂量再用，不可半途而废，坚持服用会有效的。

你写了长篇的信，条理清楚，自知良好，无思维障碍，因而你不是精神分裂症。可能由于缺乏医学知识，你父亲对待你的态度，也有失当之处，你可把我这封信给他看，提高认识。你是有病，不是"作病"，埋怨和批评不是办法，要花力气求医、求治。

你现在的任务：一是治疗疾病，争取早日康复；二是重返社会，找到工作；三是婚姻问题，顺其自然，不可急进，要创造条件。你还年轻，来日方长。可这句话对我来说，就不合适了。在我面前，你也并非一无优势呵！

祝早日康复，投入工作！

（徐声汉）

○ 摘编自《名医谈心魔心医》2010 年

六、影星周璇的病与死

　　20 世纪 30 年代的红影星、号称"金嗓子"的周璇，得了精神分裂症，曾在上海的华山医院精神科住过院，接受当时的各种治疗，病情未获缓解，后转至上海一家疗养院长期住院。精神分裂症为一种严重的精神病，其发生原因复杂，真正的病因至今还未弄清楚。周璇患病后，人们都同情她生活中的坎坷挫折，更痛心她得了这种"心神失落"的顽疾。医生的无奈，又岂止周璇一人。回天乏术，我们能做到的也仅是歉疚、关心和同情。

　　1955 年，上海开始应用新药氯丙嗪，周璇较早就得到治疗机会，疗效果然不错，用药一段时间后，病状明显改善，开始了一些社交活动，还应邀至上海广播电台唱过使她享有盛誉的《四季歌》。影迷为之雀跃，真希望她重返影坛。她那时还不到 40 岁，医生也对她的治愈寄以希望。媒体也紧紧跟上，对周璇的病情好转进行报道，一段时间成了申城新闻。

　　然而事与愿违，1957 年夏，周璇的病情突然恶化。当时她住的疗养院地处市郊，蚊子密度大，又是脑炎流行季节，按其症状，会诊医生怀疑为乙型脑炎，转入华山医院传染科病房。住院期间，我作为神经科医生，其间曾多次去访视、检查。入院时，她高热不退，人处昏迷状态，但汗出不多，肌张力增高，并不时有强直性阵挛，神经系统检查无明确定位体征，只能确定是一种急性弥漫性脑损害表现。当时怀疑乙型脑炎，只不过是根据流行季节，有被蚊虫叮咬的可能，尚无实验室等有力诊断指标支持。向科里汇报后，神经精神科高年资医师都认为要考虑到氯丙嗪药物不良反应诱发并发症的可能。当时已知氯丙嗪主要作用于大脑皮层下部间脑，此部有体温调节中枢，影响散热，又加用了抗胆碱能药物，可致闭汗，夏天体热发散不出去，很可能引致中暑，从其临床表现应考虑中暑性脑病。当时精神科医生对氯丙嗪的使用也缺乏经验。患者转院后一般的支持疗法及护理都十分优良，但病情恶化，很快死于全身衰竭。

　　氯丙嗪是一种药理作用很强的药，对精神分裂症的幻觉、妄想、行为紊乱等都有很好的治疗作用，但其不良反应也是明显的，如可引起黄疸、白细胞减少、变态反应、发生过敏性皮炎、剥脱性皮炎，有个别患者皮肤一层层剥脱多次，连内脏黏膜也剥脱，出现黏冻和便血。一些年轻护士连碰到针水逸散到空气中的粒子也会发生过敏。

　　有了前车之鉴，在之后氯丙嗪的应用中医生注意到不良反应的正确处理及防止并发症。在氯丙嗪的治疗常规中列入夏季要减量用药，避免合并使用抗胆碱能药物而致汗闭、影响散热、防止中暑等要求。这些措施都有效地防止了氯丙嗪严重并发症的发生。经过不断改进，这类不良反应也少了。1958 年后，我国氯丙嗪出口国外，使更多的精神病患者受益。

　　氯丙嗪的问世，在精神病治疗史上具有划时代意义。科学的进步，不仅要有人付出巨大努力，而且还会付出失败的代价。如今精神药物已有数百种，形成一个"大家族"，正造福千千万万的精神病患者。

（徐声汉）

○ 摘编自《名医谈心魔心医》2010 年

七、谱写《美丽心灵·中国篇》

曾获奥斯卡多个奖项的电影《美丽心灵》拍的是美国数学家纳什的传奇经历。在他刚以其数学的特殊天赋和成就引人注目之际，就得了精神病，诊断为精神分裂症。历经治疗，未能很快痊愈，但他也非巨星陨落，一蹶不振，在他患病多年后，又恢复教职。1994 年 12 月，他在 66 岁时获得诺贝尔经济学奖。

有关纳什，还有一本书《爱心护天才》，国内 2000 年已有译本，侧重介绍纳什是如何在他的妻子艾利西亚和同事、上司、朋友的帮助下战胜困难的故事。《美丽心灵》中的艾利西亚，多年呵护和照顾纳什，并使他克服疾病获得成功，有许多十分感人的情节，很有教育意义。

1957 年，他们结为夫妻，同是麻省理工学院毕业的艾利西亚承认自己不可能成为居里夫人，因而愿倾力支持夫君。然而事与愿违，蜜月刚过，虽然她对纳什事事顺从，真心地爱他，但纳什却变得言行乖张，不可理喻，甚至行为荒唐，他不断往外界发信，声称他正在组建世界政府，宣布自己将出任南极洲皇帝……他所在的麻省理工学院的院长也收到了纳什的信，院长看后摇头说："这个人病得实在不轻啊。"

此后，纳什作为一个精神病患者，反复求治，数次住入医院，病情起伏。20 世纪七八十年代，纳什一直受到精神病的困扰，做出许多荒诞的事，最后又单方面提出与妻子离婚。纳什的母亲已经过世，妹妹也管不了他。艾利西亚仍旧收留他、照顾他，认为纳什的一切是由疾病造成，毫无怨言地继续关心他，设法送他住院看病，接他回家休养，几十年如一日。30 年后，纳什居然奇迹般地康复了，他又重新走上大学讲台，还接受了诺贝尔奖。我曾有一想法，奥斯卡获奖影片，如能按《爱心护天才》来改编重拍，这更有利于纠正对精神分裂症的偏见，推动对精神病患者的关爱。

在我国，精神分裂症患者逐年累积增长，患病人数直逼千万大关，连同他们的家属，被一种不被人们熟知的疾患也牵累着，达数千万人。据我所知，在这个庞大的群体中，还不乏忍辱负重、爱心呵护亲人的家属。家庭的关爱可以大大改变精神分裂症患者的命运和状况，许多人能从病魔中挣脱，重新走上社会，获取工作。上海市心理康复协会每年有百人重新就业、立业成家、组建家庭，他们虽不是巨大成功者，但他们的成功却来之不易呀。像艾利西亚那样，用爱心温暖和呵护精神病患者的家属并不难找，其中也不乏感人的事例。

　　我曾写过《明星爱子》，谈到秦怡和她患精神分裂症的儿子金捷。2004 年，在江苏电视台看到采访她的节目，除了她的艺术之外，也涉及她患精神病的儿子。儿子 16 岁患病，中途辍学，一直没有工作，还时时需人照顾，对她的事业带来很大影响。但多年来，她一直坚持为儿子看病、拿药、料理生活、亲情关爱，使儿子病情能稳定，并学会绘画。儿子出镜时都快 60 岁了，但是连母亲的岁数都搞不清楚。他像个大孩子，身材魁梧，也懂礼貌，给母亲献上一束花。据称他画得一手好画，虽非大的成就，但其画作被美国的演员施瓦辛格买去，价值 25 000 美元，钱都捐给了残疾人协会了。我想，以秦怡一生呵护精神分裂症儿子的母子情来谱写《美丽心灵·中国篇》，也再适合不过了。

（徐声汉）

○ 摘编自《名医谈心魔心医》2010 年

八、"地牢女孩"与斯德哥尔摩综合征

2006 年 8 月 23 日,世界各大媒体纷纷报道了这样一则消息:一个被绑架 8 年的奥地利女孩娜塔莎运用智慧,成功获得了自由。罪犯沃尔夫冈因罪行败露,自杀身亡。事隔两周,奥地利公共电视台对娜塔莎进行了专访。在 40 分钟的专访中,许多专业人士这样评价年仅 18 的娜塔莎:面对镜头,似乎较同龄人更为成熟老练,她用平稳的语调,侃侃而谈,所有回答都似乎经过深思熟虑,言谈举止像"受过高等教育的知识分子"。也有部分人士不能理解娜塔莎惋惜罪犯自杀并流露出难以认同的情感和对亲生父母带有某种怨恨的复杂心理,固执地认为娜塔莎患了"斯德哥尔摩综合征"。一个被囚禁 8 年,基本过着与世隔绝生活的人,除了生理方面受到伤害外,在个体的心理方面会产生什么样的影响? 这是许多人所关心的。按照常理,受害人对加害者往往会产生强烈仇恨和报复心态,尤其是自身受到极大摧残情况下,仇恨的砝码更会加大。但在特定的情况下,有时并非如此,甚至会出现南辕北辙、匪夷所思的现象。"斯德哥尔摩综合征"就是描述这种奇特心理现象的一个心理学词语。

"斯德哥尔摩综合征"名称源于这样一件事:1973 年 8 月 23 日,瑞典首都斯德哥尔摩发生了一起银行抢劫案,一名劫匪中了警察的埋伏,束手被擒。其余劫匪劫持了银行的 1 男 3 女为人质,匪徒提出的条件是,释放在押的同伙,保证他们安全出境,否则处死人质。经过 6 天的包围,警方设法钻通了劫匪与人质所在的地下保管库,用催泪瓦斯将人质和劫匪驱赶出来,狙击手还做好了危急情况下击毙劫匪的准备。然而,接下来发生的情况令人意外,离开保管库后,4 名人质反而将劫匪围了起来,保护他们不受警方的伤害,并声明拒绝提供不利于劫匪的证词,其中还有一位女人质,居然信誓旦旦地向公众表示:自己已经爱上了一个劫匪,一旦那个劫匪获释,她立马就成为劫匪新娘。

这种人质认同绑架者的现象不仅引起社会一片哗然,也使许多社会心理学家大跌眼镜。为此,他们创造并采用"斯德哥尔摩综合征"这个词语,阐述的意思是:当被劫持者心智不成熟、理性认识不能主导心智活动,一旦其生活处于较长时期的暴力之下时,往往会导致自我意识丧失,并逐渐地认同施暴者所作所为的一种心理现象。

　　"地牢女孩"娜塔莎10岁时被绑架，在基本与世隔绝的状态下，她唯一接触的对象就是像其父亲般的绑架者——沃尔夫冈。随着时间的推移，原先的恐惧、仇恨、对父母的思念之情逐渐减弱，而沃尔夫冈所传递的信息，如娜塔莎父母不关心她、不愿意来接她回家、周围的人都已经把她遗忘，不时地影响着她不成熟的心智。在囚禁期间，娜塔莎对家人的感情不仅发生了明显的变化，对沃尔夫冈的看法也有了异乎寻常的转变。她对沃尔夫冈的甜言蜜语、生日礼物、新的玩具、衣服都欣然接受，并存有感激之情。那种畸形的"父爱""异性恋""导师爱""兄长爱"以及不时穿插的被绑架、失去宝贵自由之恨，交织成一种超乎想象的复杂情感，这对一个十几岁、涉世未深的孩子来说，要正确地把握和处理是很难的。

　　就"斯德哥尔摩综合征"的处理而言，目前比较一致的看法认为：用认知结合行为治疗的心理学方法进行干预，效果比较理想。对于一些症状较重者，必要时也可以在专科医生的指导下，给予小剂量的心境稳定剂。至于长期的预后问题，与患者病前的性格、家族遗传、受伤害时的年龄、施暴者的暴行程度、受伤害的时间长短、文化程度、智能状况、家庭背景、心理干预是否及时等多种因素密切关联。

（陈圣琪）

○ 摘编自《自我保健》2006 年

— 专家简介 —

陈圣琪

　　陈圣琪，主任医师，曾任上海市杨浦区精神卫生中心院长、上海市医学会精神医学专科分会副主任委员，现为顾问，2012 年度全国优秀精神科医师奖获得者。

　　长期从事精神科临床、精神卫生知识普及等。

九、"瘾君子"小莉重获新生解密

当小莉姑娘再次站在我面前时，我的眼睛顿时一亮。两个月前的一幕又清晰地浮现在我的脑海里。当时，小莉由其母亲陪同勉勉强强地来到了我们的门诊点。灰暗的脸色、蓬松的头发、褶皱的外衣、走动时拖鞋的"噼啪"声，任何人都不会想到这是一个仅为 26 岁的未婚女青年。看到她哈欠连天和不断流涕的神态，职业的敏感已经提示，小莉是个吸食毒品的"瘾君子"。果不其然，据小莉母亲反映，其女儿作为知青子女，在上初中一年级的时候，按照政策来到了上海，住在姥姥家。远离父母、言语差异、学习上跟不上进度、生活自理能力又差，加上涉世未深、自控能力本身薄弱等因素，仅几年工夫就走上了学坏的路。整天与一些不三不四的街头"小混混"搅在一起，没多久就染上了毒瘾。当小莉母亲得知这一消息时，已经回天无力。最近几年，小莉不是在强制戒毒所度过，就是在强制劳动所在地"数星星"。为了女儿，小莉母亲常常悲痛欲绝，欲哭无泪，五十多岁的年纪看上去像七老八十的阿婆样子。

根据小莉的病况及以往吸毒的量，医生酌情给她提供了美沙酮液体服用。以后又依照小莉躯体的耐受及反应情况，不断地对药物剂量进行一系列的调整，与此同时，又针对性地对小莉及其母亲开展了个别心理治疗。在综合干预下，小莉的状况逐渐地发生了变化。由过去睁开眼睛就吸食毒品，变得对母亲嘘寒问暖，帮忙做些家务。她还渐渐地注意起自己的修饰装扮，胃口好了许多，面色逐渐地红润起来，身体也长胖了不少。更值得欣喜的是，最近小莉经过应聘，已经在一家超市上班。小莉母亲逝去已久的笑容又重现脸上，家庭再次重温亲情之乐。

　　使小莉"由鬼变人"的神奇药物美沙酮,是一种人工合成的麻醉药品。20 世纪 60 年代西方发达国家就把它作为海洛因成瘾者的替代品在临床上运用。近 40 年的临床实践表明,美沙酮与海洛因具有交叉耐受作用,能够阻断吸毒者因海洛因而产生的欣快感觉;确保当事者避免出现因为对毒品的"饥饿感"而产生的强烈渴求,继而消除戒断症状;长期维持治疗,并在心理干预的配合下,能使当事者保持基本的社会生活功能。小莉姑娘治疗前后判若两人的鲜明对照,是最好的诠释。

　　对于吸毒者,我认为要有正确的认识,他们是社会中的特殊群体,具有双重身份,既是违法者,又是患者及受害者。现代研究已经证实,药物依赖(吸毒)是一种复发性大脑疾病。已经戒毒的患者,大概有 99％会复吸毒品,说明这些个体除了心理及社会因素外,还存在着特异的内环境问题。从法律的角度看,吸毒者是违法人员,又不同于一般的疾病患者。因此,社会公众不能简单地用歧视乃至仇视的眼光对待他们,我们必须采取一系列科学的方法来处置这个问题。吸食海洛因患者,只要在专业医生的指导下,坚持美沙酮维持治疗,就可以如同高血压、糖尿病患者一样,长期采用相对应的治疗药物,正常地工作、生活和学习。这对净化社会生活、稳定社会秩序、创建和谐家庭,将产生难以估量的作用。

(陈圣琪)

○ 摘编自《人与健康》2007 年 4 月 11 日

十、司法鉴定案例：慈母杀婴

一对青年夫妇，丈夫沈某、妻子王某，宝贝儿子 2 岁，惹人喜爱。不久前，孩子偶然腹泻一次，王某极度紧张，面带愁容，经常向家人诉说"我带不好孩子，弄得孩子生病，比以前瘦多了""我心里难过，做人没意思"等等。家里人都以为她是缺乏育儿经验又十分疼爱孩子而引起的担忧，总是好言相劝并未加以重视。不料有一天，王某竟然留下遗书——"小沈是好人，家里人都对我很好。可是我总感到生不如死，对不起你！"趁丈夫没回家，她用双手卡紧婴儿颈部，致婴儿窒息死亡。当她认定婴儿确已死后再企图自杀。经送医院抢救，王某脱险，婴儿已无法起死回生。人命关天，王某抢救脱险后就被拘审了。

审讯期间，王某终日以泪洗面，行动迟缓，夜不成眠，饮食无心，问她不理，只求速死。过了 20 余天后，再问她时已能慢慢地回答，对杀害亲子供认不讳，自愿以死抵命。几经劝说后再次询问她，她带着无限悲痛的心情说："我感到带不好孩子，是个不称职的母亲，没有权力做人，只好一死了之。我死了，又舍不得活泼可爱的孩子受苦受罪。千思万想才下决心带着孩子一道走。"从王某的陈述中说明了她的反常行为是因变态心理引起。经司法精神鉴定，王某患有抑郁症。

抑郁症是以病理性情绪低落为主要症状的一种精神病。这类患者发病时意识清晰，但存在明显情感障碍。整天双眉紧锁，郁郁寡欢，没有缘由而内心总是沉浸在哀伤失望的痛苦中，整天精神萎靡，凡事不称心，自责自罪且多伴有强烈的自杀意念和行为。据家属回忆，王某出事前两周已有明显的精神异常表现。自孩子患腹泻病后笑颜顿失，不时哭泣，莫名其妙地向公婆诉说："对不起公婆，对不起丈夫，对不起儿子。"从表面上看，王某是因孩子腹泻引起的忧虑，其实并非如此。谁都知道孩子偶尔腹泻也是常事，正常人绝不会因此而日夜担忧，实际上这是王某发病的表现。这类患者总是"无事忧天倾"，总感到前途无望，意志消沉，向别人诉说又不讲清道理，还怪别人不理解和不同情她的痛苦。

抑郁症杀人具有以下特点：

（1）杀人与自杀结合在一起。杀人的实质是他们准备毁灭自己的一个步骤。

（2）凶杀对象常为自己最疼爱、最怜悯者。把对象从苦海中拯救出来为杀害动机，因此有人把这类性质的杀人称为"怜悯杀人"或"慈悲杀人"。

（3）行为多发生在上午。

（4）杀害场合多发生在患者家庭之内，有人认为这类患者对亲人有特殊的危险性。

严重情绪障碍会影响他们对事物的辨认能力和控制能力，因此在司法精神病学上认为是无刑事责任能力的。

抑郁症患者多伴有强烈的自杀意念和行为，稍有疏忽往往造成严重后果。如果能早期识别患者的精神病态、及早就医就完全可以避免发生像王某这样"慈母杀婴"的悲剧。

（郑瞻培）

○ 摘编自《变态心理与违法行为》1988 年

—— 专家简介 ——

郑瞻培

郑瞻培，主任医师，曾任上海市精神卫生中心副院长。中华医学会精神医学分会司法精神病学组组长，上海市精神疾病司法鉴定专家委员会主任委员。

长期从事临床精神病学和司法精神病学工作。

十一、哪些情况需要司法精神鉴定

在刑事案件审理中,被告或嫌疑人有变态心理可疑时,就必须确定他们究竟存在哪一种心理变态,这种心理变态和出现违法行为有什么联系等,并以此为根据判定是否负刑事责任。精神病患者发病时的行为触犯了法律,但他们的作案动机往往令人费解。有经验的政法人员在审理案件过程中,当发现作案动机模糊不清时常常会怀疑到这些被告可能存在某种心理变态,提议进行司法精神鉴定。有些狡猾的罪犯企图逃避处罚,有意装疯卖傻,给案件审理带来困难。为辨明真假,也有必要进行司法精神鉴定。还有一些人在发生犯罪行为时并没有任何变态心理疾病,而在拘留或逮捕后出现心理变态现象,这时就需要确定他们能否继续受审,能否适用刑罚等。已经关押或正在服刑的罪犯有时也会出现某些心理变态现象,以致影响到他们的继续服刑改造,也需要进行司法精神鉴定,以保证改造环境的正常秩序。

在民事案件中,当怀疑当事人有变态心理可疑时也需要通过司法精神鉴定,了解当事人是否存在心理变态疾病、当时的心理状态、有没有行为能力,以确定其法律行为的有效性。

其他各类案件中的被害人、证人、检举人、自首人等有变态心理可疑时,也同样需要进行司法精神鉴定以核实他们陈述、检举材料的可靠性和真实性。有些精神病患者由于受妄想幻觉影响会主动去公安部门"自首",称"××案件是我做的""耳朵里声音讲我是罪犯,我来交代";或揭发某个单位或个人正在迫害、跟踪自己;有时还会把饭菜、饮料等拿到公安局去要求化验,称别人在里面放了毒药。还有,令人难解的自杀行为可能是精神病患者的一种症状表现。有时为了弄清自杀的性质也需要对死者进行司法精神鉴定,这称为死后鉴定。

(郑瞻培　林镇祥　张钧贤　邬松泉)

○ 摘编自《变态心理与违法行为》1988 年

十二、曹操与梦游症

《三国演义》中记载有这样一段："操恐人暗中谋害己身，常吩咐左右：'吾梦中好杀人，凡吾睡着，汝等切勿近前。'一日，昼寝帐中，落被于地，一近侍慌取覆盖。操跃起拔剑斩之，复上床睡；半晌而起，佯惊问：'何人杀吾近侍？'众以实对。操痛哭，命厚葬之。人皆以为操果梦中杀人。"有一出《曹操与杨修》的京戏，更具体、生动地描述了这一情节：曹操手下有一个掌库主簿，名唤杨修。此人博学能言，知识过人，识破曹操险恶的阴谋，为被杀近侍下葬时，叹说："丞相非在梦中，君乃在梦中耳！"

曹操乃三国时代魏国之主，后世评价褒贬不一。曹操是否有梦游症另当别论，但医学上确有梦游症这一疾病。

梦游症是一种睡眠障碍，表现在睡眠中突然起来做些事情，如在床上爬动或下地走动、东摸西摸、整理物品、喃喃自语、偷食穿衣，也可外出走动，此时面无表情，动作笨拙、机械，走路不稳，目光呆滞，显得似醒未醒，发作数分钟或一小时左右又自行上床入睡，次日对发作过程不能回忆。此种情况多发生于男性，动作是无意识的，像机器人一样，做这些动作并不都是受到梦的支配，因此有人不主张称梦游，而称为睡行症或夜游症。

梦游症是常见的睡眠障碍，多数不会造成严重后果。梦中杀人，则是很罕见和很特殊的情况，多数是在睡眠过程被突然打断（医学上称为"睡眠干扰"）的情况下发生的。在一些特殊条件下，例如过度疲劳、长期睡眠不足、陌生睡眠环境、睡前有精神刺激或不愉快体验、喝酒过量或过食等，均可能促使发生恶性意外。发生时，梦游者突然从睡眠中跃起，做出危害性暴力行为，大多为对他人进行杀害或伤害，工具随手而得，手段残酷，后果常严重。有时伴有幻觉、错觉体验，一阵发作之后恢复清醒，但对过程不能回忆。其危害对象多为同寝之人，如配偶、同学等，与受害人的关系或是亲人密友，也可是完全的陌生人，其行凶无报复仇杀动机。这种特殊的案例在司法精神病学实践中较罕见，为了与通常的梦游症区别，称为病理性半醒状态。

（郑瞻培）

○ 摘编自《大众医学》精选本（4）

十三、与强迫症状和平共处

强迫症的症状特点是一方面有意识地自我强迫，例如女青年张某每天起床后第一件事是照镜子，看自己的眼睛是不是双眼皮，担心哪一天自己的眼皮不双了而影响容貌。另一方面又存在反强迫，如张某自己也知道双眼皮是客观存在的，用不着每天照镜子·反复看眼睛。以上两个方面的强烈冲突，使患者感到焦虑痛苦。

为什么会这样呢？一些具备相应素质的人，如敏感、胆小、拘谨、认真、刻板、关注细节、追求完美等，容易对主观产生的某种感觉，过分注意和敏感，如张某是个追求完美的女性，她经常察看镜子·中自己的那张脸，什么时候多了一个雀斑也非常清楚，看着那双美丽的大眼睛，她想到要是哪一天眼睛不这么双眼皮了，自己就不漂亮了，于是她每天照镜子·看双眼皮，这种过度的敏感使注意力更加集中并逐渐固定，反过来又加重敏感，这就形成了强迫症"欲罢不能"的症状特点。

了解了强迫症的症状特点，患有强迫症的患者要学会自己帮助自己，建立"接受症状，与症状和平共处"的想法。几乎所有的强迫症患者都"领教"到"越想控制却越不能控制"的痛苦，不如试一试以接受它的态度面对它，不抵抗它，带着自己"苦苦琢磨的问题"从事自己的工作和学习，这样渐渐地解除主观和客观的矛盾冲突，消除矛盾对立的状态，使强迫和反强迫的症状逐渐减轻或消失。

敏感、认真、关注细节的患者，怎样才能做到与症状"和平共处"呢？大多强迫症患者都有恐惧感而没有安全感，如担心乘车时坐了肠炎患者坐过的凳子而传染上肠炎。每次乘车时没有座位倒也罢了，如果有空出的座位反倒痛苦，一定要反复察看几次，凳子脏不脏，到底察看什么自己也说不清楚，但不察看是不行的，反复察看又怕被旁人发觉，越想看得快一点却越要再看一遍。就这样每次乘车都要如此重复，这么痛苦，这么累，这么刻板，为什么不反问一下自己，在长达数月的担心害怕的日子里，哪一次担心的事情发生了？可以肯定地说不可能发生，即或发生也不是按照强迫症患者主观"设计"的那样发生，因为任何事物的发展、转归都有它相应的规律，疾病的发生更是如此。以肠炎为例，这是一种消化道的疾病，如果感染上这个疾病，一定是致病因素的三个环节出了问题。第一，消化道疾病一定是与饮食有关，如吃了生、冷或不洁的食物；第二，与食物有关的餐具、烹饪操作或是消毒不规范,污染严重;第三,进食的人抵抗力特别低下或者一次吃进大量被污染的食物或是食物污染特别严重。这三个致病环节缺一个环节都是不容易致病的,而不是像强迫症患者想的那样坐上凳子就能生肠炎,更不可思议的是怎么就认定刚离开座位的这个乘客是肠炎患者呢? 其实,强迫症患者自己也知道这是不可能的。请注意,只要知道这是不可能的,就告诉自己既然是不可能的,就不必害怕,以接受的心态:他归他想,我归我坐,公交车上的座位都是前客让后客,这是乘车的规则,我也要顺着这个规则,和其他乘客一样,以坦然平静的心情坐下来。开始坐下来可能感到焦虑不安、难受,如果此时看看车窗外华灯初上,想想辛苦工作了一天,是该坐下来放松放松了,那枯燥、乏味、毫无意义的想法什么时候消失了也不知道,此时即已学会了与症状"和平共处"了,一旦学会了与症状"和平共处",便会感觉到"症状"并不是那么可怕了。

顺其自然的过程,可以归纳为三句话:不害怕它,不理睬它,该做啥就做啥。

(郑瞻培)

○ 摘编自《常见病的防治与家庭康复·强迫症》2003 年

十四、神经衰弱是否会变成精神分裂症

神经衰弱与精神分裂症是性质截然不同的两种疾病，两者的病因、临床表现、诊治方法以及发病形式、严重程度、后果结局等都有着明显的区别，不能将两者混为一谈。

该问题涉及两个方面：一个方面，某些神经衰弱患者老是担心自己会变成精神分裂症（精神分裂早期可疑者则少有此类现象），有些家属也认为神经衰弱加重后就会变成精神分裂症。对此，我们可以肯定地说，经过专家诊断的神经衰弱绝对不会变成精神分裂症。另一方面，的确有一部分精神分裂症病例的早期会出现一些类似神经衰弱的症状，随着疾病的发展，典型的精神分裂症的表现逐渐显露，日趋典型。因此，关键在于怎么早期识别。

类神经衰弱症状包括患者变得比平日烦躁、焦虑、易激惹；常常诉说头晕、头昏、注意力不集中、记忆力减退、工作或学习效率下降；出现懒洋洋的表现，如精神萎靡不振、容易疲倦乏力、胃纳较差、喜倦卧或依靠平躺；睡眠障碍，如难以入睡、睡眠较浅易惊醒，夜梦多，有时呓语。

两者不同点在于：精神分裂症患者在焦躁紧张的同时，惶惶不安中向人表示好像有什么重要的事情即将发生，伴有某种不可思议的观念。同样是倦怠乏力，精神分裂症患者可出现性格孤僻、独处房内、不与外界交往、社会行为逐渐退缩。在工作、学习效率下降时，精神分裂症患者丝毫不介意，多数情况下反应非常淡漠。神经衰弱与精神分裂症的最大区别，前者病感强烈，主观上迫切要求治疗，对自己的各种不适过分敏感，而精神分裂症者却决不承认自己有病，不愿看病服药。如果出现敏感猜疑、怪异行为、自语自笑、言语表达含混不清、短暂的幻觉、荒诞的观念，那么绝不是神经衰弱了。其他尚有性格脾气的改变，如是否前后判若两人，内心体验的强烈程度，情感行为的协调性，言语观念的可理解性等可资鉴别。

某些不典型的精神分裂症伴有类似神经衰弱症状时，首先要想到请专科医生进行全面的诊察，其次家人要更加深入地与患者接触，仔细观察，为专科医生提供尽可能详尽的症状表现，切不可一厢情愿地认为自己亲人仅仅是一种较轻的毛病，而掉以轻心。另一方面，对于真正的神经衰弱患者及家属，为了打消顾虑,也不妨定期到专科门诊去就医治病,接受有关心理测试或精神状况检查,以解开心中的疑团。

（朱紫青）

○ 摘编自《精神分裂症》1996 年

—— 专家简介 ——

朱紫青

朱紫青,教授,主任医师。中华预防医学会精神卫生分会主任委员,上海市心理卫生服务行业协会专家委员会主任委员。

长期从事精神卫生医教研防等,曾两次获中华医学会"杰出贡献奖"。

十五、家里有精神分裂症患者怎么办

（1）不回避且要承认这个现实，做到这一点并不轻松。因为社会上对于精神病的偏见，人们会有这样或那样一些不正确的看法，致使家人觉得脸上无光、有损家庭成员的形象及名誉。另外，家中突然有了一个"人人避恐不及"的精神分裂症患者，心理上难以承受，常常听到有些家属说"这可能是诊断错误！这绝不可能"等，心理学上叫做"否认"机制，这是一种消极的防御机制。例如，有些家属在患者刚开始发病时，因担心影响患者今后学业、就业或婚姻而拒不承认这一客观现实，往往会延误早期治疗的时机，使有些病者的病情愈演愈烈，治愈更为困难，更有甚者会出现伤人、毁物、凶杀、暴力、跳窗、上吊等不可收拾的结局。

（2）不要引咎自责、摆脱"负罪感"。某些父母在孩子发病后感到非常内疚，觉得过去大人对孩子关心不够，他们对孩子发展成为精神分裂症一方面觉得不可思议，另一方面深深地感到未尽到父母应尽的责任，负有不可推卸的责任，以致没有信心去正面对待这一"危机"，甚至影响到日常生活、工作、学习等各方面。事实上，某一个人是否患有精神分裂症，家庭环境固然重要，但发病的更深层原因是生物学因素，就像一个人患感冒、患肺炎一样，并没有什么不光彩，原因也是多方面的，决定性的病因是目前人为难以控制的，不要过于自责，需要以积极的态度采取对策。我们相信，有理智的家属定能从这一"阴影"中摆脱出来。

（3）信赖专业人员，积极配合各种医疗措施。例如，发现家人中有人有可疑的早期症状，要及时地去精神卫生机构进行咨询。确诊为精神分裂症后要与医生配合入院治疗。前一两个月家属可能盼愈心切，这是可以理解的，但万万不可未等控制病情就接患者回家。即使疾病真正缓解，出院回归社会的过程中仍然会面临方方面面的问题和苦恼。其中关键一条是一定要确保患病的亲人遵医嘱按时按量地服用药物，定期陪患者到专科门诊随诊，同时要密切观察患者衣食住行、思想感受等各种动态。总之，对战胜疾病要有信心，克服悲观思想，好转时也不要掉以轻心、盲目乐观。对待精神分裂症这个疾病的挑战要像对待战斗一样"战略上藐视、战术上重视"，方能战而胜之。

（4）争取帮助，做好长期"作战"的思想准备。一方面要调动家庭所有成员的积极性，包括物质上和心理上的，为患者营造一种和谐的家庭气氛。那种"剑拔弩张、动辄得咎"的激烈场面应尽量避免，尤其是"就是因为你，才导致我们家这么糟糕"更不足取。也不能过分迁就，使患者样样依赖家里人，"反正他是病人让让他，不要计较"，使之难以摆脱"病人"角色。另一方面，要取得社会的支持和帮助，家庭中健康的成员要熟悉和了解有关精神卫生知识，掌握一定的应对技巧。例如，患者因病态情绪激动时不要正面与之发生冲突；当患者生活懒散、行为孤僻时，抽时间多和他聊聊，可以促发他潜在的正常心理活动的能力，陪他去参加一些有益的社会活动，扩大患者的社会人际交流。目前，我国某些大城市，如上海成立了精神分裂症家属联谊互助性质的"心理康复协会"。在街道、乡镇、居民委员会或村民委员会，均成立了"精神病患者看护小组"，专科医院以及基层卫生机构都有各种针对精神病患者的具体设施，例如"工疗组""福利工厂""日托站""康复站"等。民政部门及各级残疾人联合会也提供了各种福利保障，尤其是当精神分裂症患者拒绝服药导致疾病复发，产生伤人毁物、肇事肇祸时要及时与公安部门、派出所治安管理人员联系。必要时，在他们的协助下送往精神病专科医院进行治疗。在有些情况下，还可与专业医院联系设立家庭病床，得到来访医务人员的各种上门服务。

（朱紫青）

○ 摘编自《精神分裂症》1996 年

十六、"森田疗法"使焦虑的她恢复了往日的风韵

盛夏的一天,杨女士在丈夫的陪同下,来到了心理咨询室。只见她头戴风雪帽,身穿羽绒服,下配羊毛裤,将自己捂得严严实实地走进来。为了她的来诊我们还将空调提前关闭了一刻钟。杨女士告诉心理医生,她调到电脑房工作一年多,刚开始比较紧张,担心自己不能胜任工作,一段时间后电脑操作也比较熟练了。半年前逐渐感觉到头痛眩晕、震颤、肌肉酸痛、出冷汗、乏力、阴冷等。她担心得了不治之症,看过内科、妇科、外科、内分泌科等都查不出毛病。杨女士说:"我长期工作在电脑房,受寒气侵袭才生了这个病。"长期病假,四处求医,坚持夏天穿冬装要把寒气逼出来,常常弄得大汗淋漓、焦虑烦躁,夜晚不能入睡,这才来看心理医生。

心理医生了解到杨女士在平日比较敏感、认真、仔细,是个常常关注自己身体细小变化的人,在生活及工作中希望能按自己的意愿办事。结合她的焦虑症状,医生决定给她以"森田疗法"。具有神经质倾向的人求生欲望往往强烈,将专注力指向自己的生命安全。当专注力过分集中在某种内感不适上,这种不适感就会越来越重,形成恶性循环。"森田疗法"就是要打破这种精神交互作用,同时协调欲望和压抑之间的相互拮抗关系,达到顺其自然。

"森田疗法"治疗经过如下。

(1) 绝对卧床期(1周):独自一人在一个房间内,除了吃饭、洗脸和大小便外,其余时间均卧于床上。禁止与外界接触及看书、听音乐、打电话等活动,使患者的身心疲劳得到休息,养成对焦虑症的耐受力。

(2) 轻作业期(1周):白天可以到户外接触新鲜空气和阳光,观察周围的环境,仍然禁止与他人交谈、外出及过多的活动,晚上要求写日记,临睡前阅读一些枯燥的书,使活动限制让患者感到无聊,从而激发患者自发活动的欲望,消除焦虑,减少对症状的注意。日记要求:不写主观烦恼,只写每天具体活动内容。

(3) 重作业期(2周):做一些较重的体力活,如打扫卫生、拔草等。可以阅读一些内容较轻松的书,继续写日记,仍然禁止娱乐活动和外出散步。使患者在不知不觉中养成对工作的持久耐力,反复体验工作成功的乐趣。

（4）社会康复期(1～2 周)：允许外出进行一些有目的的活动,巩固前 4 周获得的体验,学会带着症状行动,顺应自然,为所当为。

治疗结束后,杨女士终于脱下了冬装换上了夏装,恢复了往日的风韵。

（刘义兰）

○ 摘编自《常见病的防治与家庭康复·焦虑症》2003 年

—— **专家简介** ——

刘义兰

刘义兰,上海市心理咨询中心专职心理治疗师,国际精神分析协会(IPA)中国联盟中心成员,国家首批注册高级心理治疗督导师,中德精神分析治疗师连续培训项目中方教员,中美精神分析治疗师连续培训项目中方教员。

十七、老年性痴呆就医信号

记忆力减退是老年性痴呆最重要、最常见的早期症状。对记忆力的测定有不少神经心理测定方法，但一些检查内容复杂，方法比较繁琐难以掌握，需要专业人员进行。这里介绍两个简单的自我检查方法，如自我检查有问题应及早去专科医院就诊。

（1）回答下表内 3 个问题，如果都是肯定的回答，那么说明你可能有记忆力的损害。

● 简易问题自测表

1. 与过去相比，你是否更容易忘记亲戚和朋友的名字？
2. 你是否常常将物品放错地方或忘了把物品放在何处？
3. 你会在熟悉的街道上迷路吗？

（2）按照评分方法，回答下表问题，并把得分相加，参考评价，判断记忆功能。

● 简易记忆力自测表

序号	内容	评分			
---	---	1	2	3	4
1.	忘记把东西放哪里				
2.	在以前常去的地方走错路或迷路				
3.	出门忘记带东西				
4.	昨天和前天告诉你的事需要别人提醒后才能想起				
5.	遇到熟悉的人常想不起对方的名字				
6.	忘记向别人转告重要的事情或交代不清				
7.	忘记自己重要的事情（如生日、结婚纪念日、居住地址等）				
8.	重复日常所做的事情（如刚梳过头又梳了一遍）				
9.	重复告诉别人刚讲过的事情，或重复问同一个问题				

评分方法	汇总各题
1分：从未发生或极少发生（1年只有几次）；	9～12分：记忆力很好，无须担心；
2分：偶尔发生（1个月几次）；	13～19分：记忆功能一般；
3分：较常发生（1周几次）；	20～25分：记忆力低下；
4分：经常发生（每天都有）。	26～30分：记忆很差，有必要找医生检查。

自我感觉或客观上有严重的记忆力减退症状是老年性痴呆的就医信号。周围人观察发现问题也是老年性痴呆的就医信号。老年性痴呆早期，部分人并不感到有记忆力或其他方面的问题。但如果亲属和周围同事观察到下面一些症状就应陪他去医院就诊：如工作和生活能力较以前减退；回忆词汇有困难；经常忘记交谈过的事情；经常做事丢三落四；处理复杂问题有困难；性格改变；生活自理能力差；有被偷窃妄想、嫉妒妄想、钟情妄想等对诊断本病有价值的精神症状。

如果一位老年人的记忆力减退比一般老年人严重，而且呈进行性加剧，持续时间较长，以致严重地影响日常生活、工作能力或人际关系，使患者不能适应周围生活，常需要家人的照顾，患者却否认自己的生活能力和工作能力不如以前，这是重要的就医信号。

如果老人 CT 检查有轻度脑萎缩或为生理性脑萎缩（老年脑）同时有本病的早期症状，特别有较严重的记忆力损害，应到专科医院进一步检查，明确诊断。

（高之旭　盛建华）

○ 摘编自《常见病的防治与家庭康复·老年性痴呆》2003 年

── 专家简介 ──

高之旭　盛建华

高之旭，曾任上海市精神卫生中心老年科主任，全国老年心理卫生专业委员会理事等，享受国务院政府特殊津贴。

盛建华，主任医师，上海市精神卫生中心临床四科主任，上海交通大学医学院硕士研究生导师。

十八、人老糊涂与痴呆的关系

人老糊涂是指老年期精神衰老，这种衰老表现在健康老人中是常见的。一般出现记忆力下降、精神迟钝、精力不足、理解能力下降、主动性和创造性减低，但是日常工作还可以胜任，而且善于分析面临的新事物，富有总结工作的能力，为了弥补自己记忆不足，往往用备忘录或其他方法来克服。这种衰退表现的记忆力差与老年性痴呆不完全相同。

老年性痴呆，呈进行性痴呆，是脑萎缩引起的慢性疾病，这些患者记忆力明显下降，自己还不知道，也不想克服，往往几小时或者几分钟之前刚刚发生的事就忘记了。如刚吃完了饭就说没吃，吵着闹着要吃饭；出了家门就找不到原路回家；几天前刚见过的人就不认识了等。严重的痴呆或者连自己的亲人也不认识，连日期都不知道，甚至对一生中发生的重大事件也忘记了。

患者记忆力差，忘了把东西放在什么地方，就疑心被别人偷走了，有的还会产生被毒害、暗害以及认为自己变穷了等不符合现实的妄想。有时回答不出记忆问题时，会编造出一些前后矛盾、错误百出的理由。

老年性痴呆者的性格会变得和过去完全不同，工作变得不主动，对人不热情，不能适应新环境、新工作，以至于无法胜任原来的工作，兴趣范围越来越窄，孤僻，自私，对亲人漠不关心，有时又爱发脾气，常为一点小事而吵闹，大骂家人，缺乏羞耻心和道德感，甚至与小孙子也争食，玩耍打闹，严重者一般生活也不能自理，连穿衣、如厕都需人照顾。

老年的精神衰老和老年性痴呆，都有记忆力下降，都有精神迟钝，也都有一些情感及人格的改变。有的学者认为，精神衰老和老年性痴呆之间只不过是过渡，只有量的差别，无质的区分，认为老年性痴呆是由于某种原因提前出现的精神衰老。但也有学者认为两者之间有质的不同，老年性痴呆不仅出现具有某种特性的量的障碍，而且整个人格也迅速破坏，还有特定的病程，往往在发病数年内死亡。因此，较多学者认为，老年性痴呆是老年人的一种病理性变化，和所有老年人都要发生的精神衰老是两码事。

老年期的痴呆，除了最多的俗称为老年性痴呆的阿尔茨海默病，第二位的就是血管性痴呆，是由于脑内血管梗死或者出血所致。对于有高血压病、脑动脉硬化症、脑卒中史的患者，一旦出现记忆减退，反应迟钝，日常生活能力下降，就需要警惕了。发现越早、治疗越早，效果越好。比较麻烦的是有些老人最早出现的就是记忆减退为主的认知功能下降，没有高血压、动脉硬化病史，更没有发生过脑卒中，只有在做头颅磁共振时才发现多发性腔隙性梗死，致使早期发现比较困难。血管性痴呆的病情进展与阿尔茨海默病不同，有可能随着血管供血状况的改善而好转，呈波动性病程。

可见，老年期的痴呆还是有点复杂的。人老糊涂，还需要鉴别各种病理的情况。

（郭莲舫　肖世富）

○ 摘编自《痴呆症》2003 年

—— 专家简介 ——

郭莲舫　肖世富

郭莲舫，曾任上海市科学技术协会科普创作医卫组副主任委员，上海市预防医学会养生保健专业委员会副主任委员。

肖世富，主任医师，教授，博士研究生导师，上海市精神卫生中心老年科主任，上海交通大学阿尔茨海默病诊治中心主任，中国医师协会老年医学医师分会副会长。

十九、濒死者的心理

生老病死，是不可抗拒的自然规律，人总是要死的。对于濒死者的心理反应以及"安乐死"等，有过不少研究。

濒死者的心理反应可分为三个阶段：心理否认期，即否认迫在眉睫的死亡，拒绝讨论与本身死亡有关的事宜。死亡恐怖期。当死亡的征兆愈来愈逼近时，患者又表现得恐惧不安，怕死去，常不愿睡觉，不愿熄灯，害怕在黑暗中无声无息地突然死亡。住院患者经常打铃找医护人员，频频和家属谈话，目的是证明自己还活着。心理接受期，即心理上承认并等待死亡的发生。该期的心理反应因人而异，主要是死亡对于具体患者的特定意义和患者一贯的心理应付方式。死亡对于不同的人有不同的含义。有的人认为是一种终结，一种超脱，甚至是摆脱人世烦恼的方式，这类患者常能心平气和地接受死亡。有的人感到死亡是一种损失、失败或惩罚，则往往心神不定、抑郁或激动。另外，一向能冷静地对待事件的应激者，一般也能平静地对待自己的死亡；一贯感情用事者，此时情感则更为波动。

使患者能在生命的最后一息尽量心情平静甚至是愉快地死去，这便是"安乐死"的准则，主要包括以下内容。

（1）当患者心理上有所准备时，便应稳妥地把面临死亡的事实告诉患者。

（2）让患者主动地参与死亡过程，包括生前及死后的安排及决定。

（3）采取种种有利于情绪的心理干预措施，例如宗教信仰者的临终忏悔之类，便属于此类。

（4）动员其好友及子女等重要的社会支持资源共同应对。

（5）医师和家属、子女对患者予以适度的同情及支持。

（郭莲舫）

○ 摘编自《心理与疾病》1987 年

二十、糖尿病与抑郁症"狼狈为奸"

　　明星因为严重的抑郁症而自杀身亡的新闻屡见不鲜,总是成为讨论热点。其实,相对于健康人,糖尿病患者更容易有抑郁状况。流行病学数据表明,至少有 1/3 的糖尿病患者会出现相关抑郁障碍,而抑郁症患者发生糖尿病的风险会增加 37％。同时患有糖尿病和抑郁症这两种疾病的患者出现疾病相关并发症的可能性,比只患其中一种疾病的患者高出 2 倍。另一种疾病的存在导致两种疾病的预后都变得更差,包括疾病的严重程度、治疗抵抗率和死亡率增加,个体和社会的治疗花费明显上升,生活质量和糖尿病自我管理能力下降,并发症发生率提高,以及预期寿命减少。

　　糖尿病作为一种慢性内科疾病给患者带来应激影响,患者容易产生抑郁情绪。反复住院,长期就医,需要定期检测血糖,并依赖长期饮食控制及服药或注射胰岛素等措施减缓病情进展,患者时常担心出现并发症。此外,患者可能自觉经济和家庭地位下降,产生自卑、自责等抑郁心理。同时患者的社交活动往往减少,内心的压抑没有途径宣泄,性格内向的患者易产生孤独心理。多数患者非常关注血糖指标、每日进食和锻炼的情况及高昂的治疗费,甚至到处寻求良方。生活核心内容向"糖尿病"的过分转移导致患者敏感、多疑、紧张,这些都构成极大的心理应激,容易导致焦虑、抑郁等负性情绪的产生。患者血糖增高导致机体出现应激样反应,血浆皮质醇、生长激素等增多。长期高血糖也引发皮质醇活性的改变,这些变化使患者容易出现焦虑和抑郁情绪。

　　糖尿病与抑郁症存在许多共同的危险因素,如相似的不良人格特征(焦虑型人格、强迫型人格等)、遗传因素、幼年精神创伤等。两者也可能存在一定的生物学同源性,即一种病理生理过程同时促进两种疾病发生。

　　国内外学者一致认为,不良情绪会严重影响糖尿病患者的预后,使用抗抑郁及抗焦虑药物不仅能显著改善糖尿病患者的负性情绪,还能显著改善糖代谢。因此,在治疗糖尿病患者躯体疾病的同时,应更多关注他们的情绪反应。

　　糖尿病患者的抑郁症治疗,首先是心理干预,然后采用药物治疗,同时多补充镁和维生素 D,并加强体育锻炼。另外,在对糖尿病患者进行血糖控制的同时,要重视其心态调整和情绪变化,不要畏惧心理咨询和治疗。

（李广智）

○ 摘编自《心理健康导报》2016 年

—— 专家简介 ——

李广智

李广智,上海市浦东新区浦南医院精神科副主任医师,国家二级心理咨询师。

CHAPTER TWO

问名医

基 | 础 | 概 | 述 | 篇

1. 精神健康和心理健康是一回事吗

是。精神健康和心理健康，又叫精神卫生，是同样的意思，可以通用或根据使用习惯选择使用，在英文中也是同一个词汇——mental health。

对精神健康(心理健康)有多个不同的定义，如 1946 年第三届国际心理卫生大会给出的定义是"身体、智力、情绪十分协调；适应环境，在人际交往中能彼此谦让；有幸福感；在工作和职业中能充分发挥自己的能力，过有效率的生活"。《简明不列颠百科全书》中的定义是"个体心理在本身及环境条件许可范围内所能达到的最佳状态，但不是十全十美的绝对状态"。尽管有所不同，核心含义却是类似的，包含两层意思：一是无心理疾病，这是心理健康的最基本条件，心理疾病包括各种心理与行为异常的情形；二是具有一种积极发展的心理状态，即能够维持自己的心理健康，主动减少有问题的行为和解决心理困扰。

由于本身固有的主观性质，以及社会、文化背景等因素的影响，精神健康(心理健康)具体判断标准尚无法以客观统一的数字指标来描述。下面是美国心理学家马斯洛和米特尔曼提出的 10 项心理健康标准。

(1) 充分的安全感；

(2) 充分了解自己，并对自己的能力作适当的评估；

(3) 生活的目标切合实际；

(4) 与现实的环境保持接触；

(5) 能保持人格的完整与和谐；

(6) 具有从经验中学习的能力；

(7) 能保持良好的人际关系；

(8) 适度的情绪表达与控制；

(9) 在不违背社会规范的条件下，恰当地满足个人的基本需要；

(10) 在集体要求的前提下，较好地发挥自己的个性。

（何燕玲　刘涛生）

谈心解惑 精神健康

上海市医学会百年纪念科普丛书

—— 专家简介 ——

何燕玲　刘涛生

何燕玲，上海市精神卫生中心精神科主任医师。上海市医学会精神医学专科分会主任委员，国家精神卫生综合管理试点项目专家组成员。

刘涛生，海军军医大学心理系精神医学教研室主任，副教授，硕士研究生导师，海军军医大学附属长征医院医学心理科副主任医师。全军临床心理学专业委员会青年副主任委员，上海市医学会精神医学专科分会青年委员。

擅长焦虑抑郁问题的诊治、情感婚姻问题的心理咨询等。

◄ "上海精神卫生
飘扬的绿丝带"
微信公众号

2. 精神病就是神志不清或胡言乱语吗

精神病，又称精神病性障碍，是精神障碍中最严重的类别之一。其特点有二：一是有幻觉、妄想、严重思维障碍等精神病性症状；二是丧失现实检验能力，因而影响认识或控制能力。精神分裂症为代表性疾病，与偏执性障碍、双相障碍(旧称躁狂抑郁症)、痴呆和精神发育迟滞等，均属于严重的精神疾病。这些疾病严重损害患者的社会功能，造成精神残疾。精神发育迟滞所致残疾，则归类于智力残疾。

按我国以往的流行病学调查资料推算，全国约有 1 600 万严重精神疾病患者，其中精神残疾约 614 万人、智力残疾约 554 万人。

某些精神疾病处于发病期时，受精神病性症状的影响，患者会出现行为紊乱，表现为胡言乱语，貌似神志不清，经治疗后多能控制。除了上面讲的精神病性障碍外，还有许多疾病的发病期可能会出现行为紊乱、神志不清的症状，如发高烧时说胡话、不认得人等谵妄表现，严重肝功能损害时出现的肝昏迷(肝性脑病)、严重心肺功能损害时出现的低氧血症(肺性脑病)和严重肾功能不全时的尿毒症(肾性脑病)，以及酒中毒、吸食毒品所致的精神障碍等。

（何燕玲）

3. 心理障碍是心里想不开吗

精神健康和心理健康是一回事，精神疾病和心理障碍实质也差不多，都是精神活动的异常，或者造成困扰。只是人们习惯于把"疾病"想成比较重的，把"障碍"想成比较轻的。人的精神活动没有绝对的正常与异常，之间没有明确的分割线。我们不妨把精神活动从完全健康状态到严重疾病状态想成一个连续谱，其中的每个中间状态，如果自我感觉到困扰，或者影响到了日常功能，那就是有"障碍"了，只是轻重程度不同。

精神疾病有很多种类，病因也有所不同。有些疾病确实与受到精神刺激有关，如创伤后应激障碍，但更多的疾病，是由个体的生物学因素、心理因素和社会环境因素共同作用的结果。中国传统文化把人的精神活动归于心，"心里开心""心里像堵了块石头""心里想不开"。心理活动，并不是心脏的功能，而是大脑的活动。

（何燕玲）

4. 精神卫生中心就是精神病医院吗

不完全是。精神卫生中心首先是家精神病医院，但其功能远不止一个临床医疗机构。

以前，人们把诊断和治疗精神疾病的专科医院称为精神病医院。随着精神医学的发展，人们对精神疾病认识的深入，仅仅在医院里治疗精神疾病患者已经远远不能满足需要，于是，精神病医院还要做精神疾病的预防、健康教育工作，还要做疾病的全病程干预，也就是从诊断到治疗到康复，从院内到院外，从预防疾病到临床治疗，工作范畴大大拓展。使用"精神卫生中心"的名称更为全面。此外，很多精神卫生中心还承担科研、教育培训、精神疾病防控的职能，真正成为精神卫生的中心。

（何燕玲）

5. 精神障碍有哪些

根据世界卫生组织的国际疾病分类，精神障碍有十大类，含数百种疾病诊断及其亚型。这十类精神障碍包括：器质性（包括症状性）精神障碍；使用精神活性物质所致的精神和行为障碍；精神分裂症、分裂型障碍和妄想性障碍；心境障碍；神经症性、应激相关的及躯体形式障碍；伴有生理紊乱及躯体因素的行为综合征；成人人格与行为障碍；精神发育迟滞；心理发育障碍；起病于童年与少年期的行为与情绪障碍，包括多动症、品行障碍、抽动障碍等。

（为便于读者了解属于精神障碍的疾病，本书附录予以详细介绍——编者注）

（何燕玲）

6. 精神疾病会遗传吗

精神分裂症、双相障碍及抑郁症等均属重性精神疾病，目前研究认为这些重性精神疾病发生为遗传等素质因素与环境应激等促发因素相互作用的结果。家系研究、双生子研究和寄养子研究等均显示这些重性精神疾病具有家族聚集性，血缘关系越近，患病风险越大。具体遗传方式及遗传物质尚不明确，可能属于多基因遗传疾病。至于遗传度或遗传风险，目前认为精神分裂症大于双相障碍，而双相障碍的遗传风险又超过抑郁症。同时，社会心理因素对于这些重性精神疾病的发生及发展具有重要作用。遗传因素是否表达出来而发病，环境有修饰作用；某些患者病情的反复或迁延不愈，也可能与环境应激密切相关。临床诊疗过程中，药物治疗往往是针对重性精神疾病患者的生物学因素，而心理治疗则是针对患者的社会心理因素。简单而言，精神疾病与高血压、糖尿病等类似，遗传因素和环境因素在疾病的发生中均起着重要作用。

（刘登堂　彭代辉）

—— 专家简介 ——

刘登堂　彭代辉

刘登堂，主任医师，硕士生导师，上海市精神卫生中心临床一科科主任，早期精神病性障碍亚专科共同负责人。

擅长早期精神病性障碍的识别、诊断及治疗。

彭代辉，主任医师，博士生导师，上海市精神卫生中心临床科副主任。

中国神经科学会精神病学基础与临床分会委员兼秘书，海峡两岸医药卫生交流协会精神卫生和精神病学专业委员会委员，上海市医学会精神医学专科分会委员。

7. 精神疾病可以预防吗

疾病的预防有三个层次，精神疾病也同样。

第一层次是预防疾病的发生，称为一级预防，策略在于提高健康水平，对容易引发疾病的危险因素进行干预。譬如，杜绝毒品和不良性行为，就可以预防毒品或梅毒所致的精神障碍；提高心理承受力，可以预防焦虑症和应激障碍；预防和控制高血压、糖尿病、冠心病，可以预防血管性痴呆，还可以降低发生抑郁症的风险；多用脑多活动，可以延缓老年性痴呆的发生。

第二层次是预防疾病发展，称为二级预防，也就是把疾病扼杀在摇篮里，刚有疾病的迹象或在疾病早期就开始干预，策略在于早发现、早诊断、早治疗。譬如，抑郁症早期自我觉察后，及时寻求专业帮助，进行心理干预或者药物治疗，避免发展为严重抑郁症乃至不堪忍受而企图自杀；早期轻度的强迫症如果能得到及时有效的治疗，其疗效比经年不愈的"老强迫"要好很多，治愈的机会也大很多；精神分裂症早期就开始正规治疗，有 2/3 的患者可以防止或延缓出现慢性衰退；婴儿孤独症越早发现，越早开始训练，效果越好。

如果疾病已经发生、发展了，还可以预防和改善疾病造成的不良后果，那就是三级预防，策略在于及时、正确和规范的治疗和康复措施。譬如，精神分裂症患病后的长期规范化治疗，可以控制病情并很人程度上预防复发，减轻疾病造成的功能损害，同时有针对性地进行康复训练，可在一定程度上恢复社会功能，回归正常的社会生活。

精神疾病的预防，非不能也，而不为也。无论从何时开始预防，都可以有所作为。

（何燕玲）

8. 精神疾病患病情况如何

2010 年上海市疾病预防控制中心精神卫生分中心公布的调查数据显示，本市精神疾病的终身患病率为 18.99％。也就是说，我们周围每 6.5 人中有 1 位可能在一生中的某个阶段患有某种精神疾病。从精神障碍的类别来看，人从出生到衰老，各个阶段都可能有各种精神障碍，从心理发育问题、孤独症，到儿童青少年行为问题，从酒精依赖到毒品所致精神障碍，从强迫症到精神分裂症，从产后抑郁到老年痴呆，还有偶发的一氧化碳中毒或脑外伤所致精神障碍、肺性脑病、肝性脑病等，一生中的某个阶段都可能出现精神行为问题。

（汪作为　任其欢）

—— 专家简介 ——

汪作为

　　汪作为，副主任医师，副教授。上海市卫生系统优秀学科带头人，中国医师协会精神科医师分会青年委员会委员，中国双相障碍协作组委员兼秘书，海峡两岸医药卫生交流协会精神卫生和精神病学专业委员会委员，上海市医学会精神医学专科分会副主任委员。

9.　"神经病"是看神经科吗

　　"神经病"是人们对心智紊乱者的蔑称，泛而用之，"神经病"变成了对一切自己不能理解、不能接受的行为的怒称，带有强烈的歧视性。其实，人们在这里混淆了"精神疾病"和"神经疾病"的概念。

　　人的大脑是神经系统的中枢，神经系统还有外周的部分，支配我们整个身躯的感觉和活动。跟精神科"纠缠不清"的，主要是大脑这个中枢神经系统。现代科学技术已经可以让我们通过影像技术看到神经系统。人的精神活动，是大脑的功能活动，非常复杂，人类却知之甚少，看不见摸不着，又是实实在在地发生着、影响着。当然，所有的功能活动都有其物质基础，那就是大脑，所以从这点上来说,精神疾病确实也是一种神经疾病。

在医学上,神经系统的疾病,如脑外伤、脑卒中(中风)、脑肿瘤、癫痫等,看神经内科或神经外科;精神活动的异常,即精神疾病,如焦虑症、强迫症等,看精神科。虽然有些疾病表现为躯体不适症状,但其内在还是精神因素的作用,也应该看精神科,如疑病症,以躯体症状为主的隐匿性抑郁症等。痴呆、癫痫等病在两个科都可以看,各有所长,互相补充。

(何燕玲)

10. 什么情况下到精神科就诊

在感到可能患有精神障碍的时候可以到精神科就诊,一般有精神(心理)问题的个体可能面临婚姻、家庭、学业、工作等多重、严重的心理冲突,有情绪的苦恼,甚至是言行紊乱或精神错乱,或者性格和行为方式的显著改变、记忆减退等,导致他们不能履行既往胜任的社会角色。

提供心理健康服务的非住院专业机构一般包括精神科门诊、临床心理门诊或者心理咨询机构。我国目前的精神卫生非住院服务体系包括两个大的分类,一是医疗系统,名称多为"心理医学科""心身科"和"精神科",主要针对精神(心理)障碍,坐诊的是精神科医生,拥有处方权,做药物治疗、心理治疗、物理治疗或者综合运用上述治疗措施,近年来也有只做心理咨询和心理治疗的"心理治疗师"。另一类是心理咨询机构的"心理咨询",服务者称为"心理咨询师",主要针对一般心理/成长问题,多是位于教育机构的心理咨询中心、社会上的心理咨询机构,一些大的综合医院或精神科专科医院也提供部分此类服务。我国《精神卫生法》规定心理咨询师没有诊断权,他们不能诊断个体是否患有抑郁症或者其他精神类疾病,不能开药。

自觉有心理障碍时,可以先去精神科或者心理医学科门诊就诊。若明确是达到精神障碍的程度,则遵照医嘱系统治疗,合适的时候配合心理咨询。如果明确没有达到精神障碍的标准,医生会给予心理咨询,或推荐合适的心理咨询机构。

(李清伟)

—— 专家简介 ——

李清伟

李清伟,副主任医师,任职于同济大学附属同济医院精神医学科和上海市精

神卫生中心。中国医师协会精神科医师分会委员，西部精神医学协会重性精神障碍专业委员会委员兼秘书，上海市医师协会精神科医师分会委员兼秘书。

擅长焦虑抑郁障碍的诊治和基础研究。

11. 精神疾病治疗方法有哪些

药物治疗是大家最熟知的方法，也是相对研究最多、证据最多、最容易获得的治疗方法。

心理治疗是近 20 年大家逐渐认识并接受的治疗方法。心理治疗，包括团体心理治疗、认知行为治疗、音乐疗法、冥想及正念训练、园艺治疗、绘画治疗、家庭治疗等。有些精神疾病，如恐惧症、创伤后应激障碍、人格障碍，心理治疗可以作为首选或主要治疗方法，必要时合并药物治疗。

职业康复对于精神疾病具有积极的意义，特别是支持性就业项目。最近的研究发现积极心理学干预措施对精神分裂症的治疗有改善作用。既往研究发现，高职业成就的精神疾病患者给出了他们认为有助于管理症状及康复的 8 类应对策略：①获得他人的支持；②定期服药；③制定认知矫正策略；④采用回避行为；⑤对环境掌控；⑥参与灵性活动；⑦聚焦于幸福状态；⑧受雇用或继续接受教育。精神疾病者的幸福度与心理韧性、乐观、自我超越及感知到的压力较低相关。积极心理学干预通过强化与精神障碍患者精神及躯体健康相关的积极心理社会因素，旨在与传统的社会心理治疗（如认知行为治疗、社会功能训练及心理教育等）联用，加速患者康复的步伐。

此外，对难治性精神疾病的治疗手段包括联合用药、辅助用药、改良电抽搐治疗（MECT）、重复经颅磁刺激（rTMS）、脑深层刺激手术（DBS）等。最新证据显示，认知行为治疗可有效改善特定的精神病性症状，如幻听。

（陈 华）

—— 专家简介 ——

陈 华

陈华，复旦大学附属中山医院副主任医师。中华医学会心身医学分会青年委员，上海市医学会精神医学专科分会委员，上海市医师协会精神科医师分会委员。

擅长综合医院抑郁、焦虑治疗和家庭/团体心理治疗。

12. 精神疾病可以手术治疗吗

这是一个至今仍存在争议的问题。早在 20 世纪 30 年代，欧美国家曾流行过应用神经外科的手术方法治疗某些精神疾病的精神症状，如用额叶白质切断术治疗顽固的精神分裂症等，但这样的手术治疗方法显现出弊端，随着精神药物的问世逐渐被药物治疗取代。至 20 世纪 70 年代，立体定向手术、深层脑刺激（DBS）等手术方法逐渐被引入，精神外科治疗的应用才有所回升。但目前多数学者仍然认为，大多数精神疾病可以通过常规药物治疗、物理治疗和心理治疗达到缓解，手术治疗并不作为精神疾病的首选，无论是我国还是国际的疾病防治指南，均未将手术治疗作为精神疾病的常规治疗。因此，对精神疾病的外科手术治疗应持慎之又慎的态度，严格把握适应证和禁忌证，如症状顽固反复的精神分裂症、躁狂、自杀、强迫、暴力攻击等患者，经过各种药物、中医、电抽搐及其他物理方法、心理治疗后，仍然不能控制病情时，"万不得已"才选择手术治疗。

（刘晓华）

—— 专家简介 ——

刘晓华

刘晓华，上海市精神卫生中心副主任医师，硕士研究生导师。中国研究型医院学会心理与精神病学专业委员会委员，上海市医学会精神医学专科分会青年委员。

擅长抑郁症、双相障碍、精神分裂症、焦虑障碍等疾病的诊治。

13. 心理治疗和心理咨询是一回事吗

从定义来看，心理咨询是指由心理咨询师通过理解、支持、鼓励等咨询技术帮助来访者解决心理问题及由此引发的一系列行为问题的过程；心理治疗则是治疗师对求助者各类心理与行为问题进行矫治的过程，两者的区别在于前者是"帮助解决"，而后者是"矫治"。假设现在有一名来访者因工作压力、情绪问题等前来咨询，在咨询师帮助下，可能经过一两次的咨询能够基本理清线索，并逐步调节自我，以后更好地面对类似的问题。但如果在咨询中发现其自身人格存在不成熟或缺陷，则可能需要进一步接受定期的、有规律的、更为长程的心理治疗。与心理咨询相比，心理治疗更加专业化，两者的从业人员要求也不完全相同，心理咨询师要求具备心理学资质,心理治疗师则需要经过长程培训和督导下的临床案例治疗实践,具备医学和心理学双重训练。

由于心理咨询和心理治疗在理论基础及工作形式等方面存在诸多重叠,在实际的临床干预中,两者时常交替,并不完全区分。无论是心理咨询还是心理治疗,其目的都是帮助求助者解决心理问题及相关的行为问题。需要注意的是,心理咨询或心理治疗的任务都只是解决心理问题本身,而不直接介入或帮助求助者解决任何生活中的具体问题。

遇到涉及心理因素的现实问题需要寻求帮助,或对于自己难以解决的心理"亚健康",及时寻求心理咨询或心理治疗的专业帮助是有益的。

（王　振）

—— 专家简介 ——

王　振

王振,上海市精神卫生中心副主任医师,硕士研究生导师。中华医学会精神医学分会 CBT 协作组委员,中国医师协会精神科医师分会焦虑抑郁工作委员会委员。

长期从事焦虑障碍、强迫症、心理应激与创伤相关障碍及常见情绪问题的临床诊疗与病理机制研究工作。

14. 常用的心理治疗方法有哪些

按治疗对象的不同,常用的心理治疗方法可分为个别心理治疗、伴侣/家庭心理治疗、团体心理治疗。按照治疗疗程长短,又可分为短程心理治疗和中长程心理治疗。按照心理治疗理论取向的不同,主要分为三大流派：精神分析和心理动力学治疗、认知-行为治疗、人本-存在主义治疗。每种流派都有一些新的发展,衍生出新的疗法,如由精神分析发展出的主要用于治疗人格障碍的移情焦点治疗、心智化疗法等。由认知-行为治疗融入正念技术发展而来的接纳与承诺疗法、正念认知疗法、正念减压疗法,针对强迫症的暴露与反应预防治疗,以及针对边缘性人格障碍治疗发展出的辩证行为治疗和图式治疗等。人本-存在主义治疗包括来访者中心治疗、存在主义心理治疗、格式塔治疗等。

另外,也有不是主要以谈话,而是以各种艺术形式为媒介的表达性心理治疗,如沙盘治疗、音乐治疗、绘画治疗、舞动治疗、戏剧治疗等,以及基于东方文化发展出的一些特定治疗方法，如道家认知治疗、森田疗法、内观疗法等。

（方　芳）

—— 专家简介 ——

方　芳

方芳，副主任医师，注册心理师。上海市虹口区精神卫生中心心理科主任，上海市医学会精神医学专科分会青年委员，国际精神分析学会精神分析师候选人。

长期从事成人精神障碍诊疗，尤其是精神分析和认知行为取向的心理治疗工作。

15. 心理治疗有不良反应吗

有人把心理治疗比喻成心灵按摩。正如按摩并不总是让人松弛舒畅的，当触及病灶点时，也可能觉得酸痛难忍，同样心理治疗也不总是让人轻松愉快的。心理治疗有时也需要你面对内心深处的心灵创伤，或者是自己也很难面对的情境、冲突、负面情感、体验，这个过程有时也可能很痛苦。有些时候，与心理治疗师的关系也会带来负面情绪，比如感觉治疗师不能满足自己的期待，感到失望、沮丧或愤怒，或是对治疗师的依赖让自己感到害怕等。但通常这并不被认为是心理治疗的不良反应，而是在心理治疗中需要讨论、处理的议题，是心理治疗必经的过程，或是必须付出的努力。

当然，如果因为治疗师不专业，做出违背伦理学的举动，如侵犯来访者利益，利用来访者或是不适当地使来访者暴露于重大创伤中，而缺乏后续处理。这些举动带来的负面影响，属于心理治疗的不良反应。

（方　芳）

16. 心理治疗过程如何

　　心理治疗没有特定的疗程，治疗频率大多为一周 1～2 次，单次个别治疗时间多数为 45～50 分钟，少数个别强化治疗或是家庭治疗、团体治疗有时可达 90 分钟。具体治疗时限和次数因治疗取向和治疗焦点而异，着眼于处理症状或聚焦于某项具体问题的短程心理治疗通常为 12～25 次。着眼于人格成长或处理严重心理障碍通常需要更长的时间，有时可长达数年，并且也可能需要更高的治疗频率（如一周 3～5 次）。可见，心理治疗是个需要耐心的过程。

（方　芳）

17. 什么样的人是"心理医生"

　　人们通常把帮助心理健康成长、识别与修复心理问题、治疗心理方面疾病的专业人员称为"心理医生"，这些专业人员包括精神科医师、心理治疗师和心理咨询师。其中，只有精神科医师是医疗卫生行业范畴的"医生"，还有一类相关的专业人员是心理学家。

　　从事精神障碍研究和医疗的是精神科医生（psychiatrist），属于医学类，毕业于医学院校，然后经过专门训练成为精神科医生。他们首先是医生，有行医执照，有开药处方权。所从事的是精神医学，从狭义的精神病学，到广义的精神健康或精神卫生，就是从治病到防病，到提升精神健康水平。

　　从事心理学领域实践、教学和研究的是心理学家（psychologist），不是医学类，不需要医学训练也不需要医师执照。

　　心理咨询师（psychological consultant）是运用所学心理学以及相关知识，遵循心理学原则，通过心理咨询的技术与方法，帮助求助者解除心理问题的专业人员。他们不一定是心理学专业的，也可以是教育专业或者医疗专业，但必须经过心理咨询的专业培训，具备心理咨询师的资格证书，才能从事心理咨询。心理咨询可以在各种机构和场所进行，如学校、企事业单位、社区等。

　　从事心理治疗的专业人员，称为心理治疗师（psychotherapist），可以是经过专门心理治疗方法训练的心理学专业人员或精神科医生。我国法律规定，心理治疗是一种医疗行为，必须在医疗机构或专门的心理治疗机构中进行，由卫生行政部门主管。心理治疗师需要获得技师类的心理治疗专业职称资格才能执业。

（何燕玲）

18. 什么是认知治疗、行为治疗和认知行为治疗

认知治疗是依据认知过程、影响情感和行为的理论假设，通过相关认知技术来改变患者不良认知的一类心理治疗。行为治疗是以行为学习理论为基础，按一定程序来矫正人们行为问题的一类心理治疗。认知行为治疗是整合了认知治疗和行为治疗的理论和方法技术，通过改变个人非适应性的思维和行为模式来减少不良情绪和行为，改善心理问题的一系列心理治疗方法的总和。

举例说明，一个人有次因停电故障而独自被关电梯内 2 小时，后来变得回避乘坐任何电梯，如不得已乘坐则会出现万分惊恐、浑身发抖及大汗淋漓的症状。针对此，行为治疗主要聚集于患者过度的焦虑紧张反应，认为这一不适反应是学习得来的，即通过那一次电梯事故，将乘坐电梯和事故发生时紧张焦虑反应进行了反射性的联结，而重新学习可以消除这一不适联结。经典治疗方法是系统脱敏，首先教会患者放松训练，然后建立场景焦虑等级，逐次场景暴露并进行放松。认知治疗则关注患者的内在不良认知，认为问题的核心在于患者的不合理思维，即对风险发生的高估和对应对能力的低估，可通过辩论来纠正不合理的思维或信念，从而缓解症状。在纠正患者不合理信念基础上，认知行为治疗同时结合放松、真实性验证等行为技术，以此帮助患者。

（刘涛生）

19. 为什么"心病还须心药医"

俗话说"心病还须心药医"，绝大多数的人在出现情绪抑郁、低落、失望、孤独和无助感时可以用心理治疗——即所谓的"心药"来处理。近 20 年来的临床研究发现，相当一部分的抑郁症患者经过心理治疗或多种治疗方法（合并药物）的处理或帮助，可以得到治愈或缓解。

心理治疗对抑郁症患者来说是比较合适的。首先，它不会产生像药物治疗和电抽搐治疗所致的生理不良反应，对那些药物不良反应明显或害怕电抽搐治疗的患者来说比较适用。第二，临床上有 10%～30% 的难治性患者，即对药物没有疗效的抑郁症，合并心理治疗或可取得效果。第三，药物可以治疗抑郁症

状，但停药后相当一部分患者仍会复发或在以后生活中遇到挫折又会出现抑郁，心理治疗可以教会患者如何去面对和适应挫折，调节自己的心理平衡，即所谓的"吃一堑，长一智"，提高患者的心理和社会适应技能。根据不同的表现可以选用不同的心理治疗方法。如果患者一直是郁郁寡欢、悲悲切切，像《红楼梦》中所述的林黛玉式的抑郁性性格的话，可以采用支持、安慰或心理动力学的治疗，着重消除自卑心理，提高自信。如果患者表现为不善交际、与领导和同事关系相处不好、孤僻、退缩和与社会隔离，可以采用社交技巧训练、人际关系指导，帮助其学会如何与人交谈和交往。如果患者因为婚姻矛盾、家庭破裂等出现抑郁、悲观和绝望，可以考虑采取夫妻指导、家庭关系咨询协调，以及性心理等方面的心理治疗。

当然，心理治疗也不是万能的，对一些严重的抑郁症患者来说，应先是药物治疗或电抽搐治疗，然后再考虑合并使用心理治疗的方法。需要注意的是，心理治疗并不排斥其他治疗方法的应用，尤其是药物治疗，倘若与药物治疗合用，对抑郁症患者往往会起到事半功倍的叠加效用。同样，心理治疗也可能有"不良作用"。

（安孝群）

—— 专家简介 ——

安孝群

安孝群，上海市杨浦区精神卫生中心业务副院长。上海市医学会精神医学专科分会委员，上海市心理康复协会理事，国家二级心理咨询师、心理治疗师。

精│神│分│裂│症│篇│

20. 什么情况下听见有人说话是幻听

耳朵听见说话的声音，大致有 4 种情况。第一种情况是有人在说话，你听见了，这是听觉器官正常的人都可以感受到的。第二种情况是没人在说话，你仿佛听见有人在说，是自己想象出来的，这是想象力丰富的人，或者在特殊情况下，譬如非常恐怖的场景，或者经历心理创伤后，如听到去世的儿子在呼唤自己了，或者在强烈的艺术渲染下，往往可以体验到。不过，这种"听到"因为是想象的，与我们的耳朵和听力无关，定神悟一下，自己就能觉察到"其实没人在说话，是我自己想出来的"，能够自己意识到并加以控制。第三种情况是客观有声音，譬如风吹树叶的"沙沙"声或音乐声，但不是说话的声音，被误听成有人在说话了，这是错觉，对客观存在的事物感知发生错误。人在发高烧时容易出现错觉。第四种情况是耳朵听见有人在说话，但实际上并没有人在说，这就是题目描述的幻听，是幻觉的一种。

幻听是精神病（尤其精神分裂症）患者常有的一种知觉体验，这种体验往往非常真实，如"听见楼上有两个人议论自己"。其核心是缺乏现实/客观刺激情况下出现的知觉体验，可以理解为"虚幻的知觉"。此时最简单的辨别方法是：让周围人听听是否存在同样的声音，如果周围人在相同情况下听不见声音，则是幻听。与错觉和想象不同的是，幻听往往在意识清晰状态下出现，其产生及消失均不受个体主观意识的控制。幻听多以第二人称或第三人称出现，内容可以是命令、辱骂或褒奖，或评头论足，如"有人想害你，请从楼上跳下去""他怎么可以这么打扮，难看死了"。幻听严重影响情绪，特别是命令性幻听具有极大危险性，在幻听支配下可能会出现各种意外行为，如伤害自己或别人，因此需要及时治疗。

（何燕玲　王颖婵　刘登堂）

21. 敏感多疑就是精神分裂症吗

精神分裂症是一种严重的精神疾病，涉及感知觉、思维、情感、行为等多方面障碍以及精神活动的不协调,临床诊断需要综合考虑,如具有哪些异常的精神症状、症状持续的时间,以及症状对患者自知力、社会功能的影响等多个方面。

敏感多疑确实是精神分裂症的常见症状,如把周围一些平常而与自己无关的事情与自己联系起来,认为周围人都是针对自己,不怀好意;误把周围人的闲聊看作是议论自己;认为广播、电视、报纸、网络或微信等内容与自己有关;严重时,密切注意别人的言行举止,甚至不敢喝水及吃饭等。但同时应该注意,敏感多疑有不同的程度,并非都是精神分裂症的症状,可能是某些人的性格特征,情绪不好、抑郁状态下也会出现敏感多疑症状,通过解释、澄清或者现实检验有可能让患者的敏感多疑症状消失。所以,在判断患者是否存在敏感多疑,以及敏感多疑是否达到妄想程度时,需要结合患者的具体情况,进行具体分析和判断。

（王颖婵　刘登堂）

22. 精神分裂症有哪些早期症状

精神分裂症的早期症状可以多种多样。比如性格改变,变得孤僻冷漠、不与家人亲近、生活懒散、脾气暴躁及敏感等;神经症样表现,容易抑郁、焦虑、烦躁及强迫等,有的喜欢穷思竭虑,思考一些空洞而毫无意义的问题,有的沉湎于幻想中,终日做"白日梦",对周围事物不感兴趣;怪异想法或行为,不适宜地追逐异性、不知羞耻、自语自笑、外出游荡、夜不归家等;语言表达异常,交谈时感觉费力或内容难以理解,谈话内容中心不突出;人格解体症状,患者可能会有一种非真实感,觉得周围环境或人"披上了一层膜",自身好像处于一个不真实的空间中,或者感到身体不属于自己的;失眠或睡眠节律的变化。上述非特异性症状是否存在,以及存在时间的长短往往因人而异,短则数天,长则数年。一般地说,仅仅依据这些症状还不足以诊断为精神分裂症,对早期症状的认识往往也是回顾性的。

随着时间推移,早期患者会逐渐出现一些相对特异的精神病性症状,如偶尔出现的言语性幻听、特定场合中的敏感多疑、言语交流的散漫、自言自语等,但这些症状通常偶尔出现,程度较轻且持续时间较短,解释或现实检验通常能帮助患者暂时性消除。如果精神病性症状较为严重,持续时间较长,且明显影响患者的现实检验能力及判断能力,则诊断为精神分裂症。

特别提醒

精神分裂症诊断需要满足多方面条件,如症状标准、严重程度标准、病程标准及排除标准。具有上述早期症状的患者不一定会发展为精神分裂症，有的患者可能会终身保持不变。

（王颖婵　刘登堂）

23. 精神分裂症是如何被诊断出来的

精神分裂症是一组病因未明、病程迁延、治疗困难的严重性精神疾病。全世界的患病率约 1%。该病多起病于青壮年，男性发病高峰在 20～24 岁，女性在 29～32 岁。因常伴有思维、情感、行为、认知等多方面的障碍，往往造成沉重的家庭及社会负担。

精神分裂症的诊断依靠精神科专科医生全面的病史询问、系统的精神检查、体格检查和必要的辅助检查(如头颅磁共振、腰椎穿刺等)，当症状、疾病严重程度、发病时间都达到诊断标准，并排除可能导致精神障碍的躯体疾病(如头部外伤、脑炎、肿瘤、系统性红斑狼疮等)，排除精神活性物质所致精神和行为障碍(如酒精、大麻、烟草等)才可谨慎下诊断。

精神分裂症的诊断比较复杂，但早诊断、早治疗对改善疾病预后很有帮助，所以作为患者身边的亲人、朋友虽无法做出精准诊断，但可在发现患者有早期可疑症状时及时寻找专科医生帮助，以免耽误最佳治疗时机。

特别提醒

社会中存在很多对精神分裂症的误解，要知道患者并不是"疯子"，只是生病了，目前的药物和物理治疗已经能取得相当好的疗效，我们应当给予他们更多的善意和帮助。

（管晓枫　刘　娜　陆　峥）

—— 专家简介 ——

陆　峥

陆峥，主任医师，教授，博士研究生导师，同济大学附属同济医院精神医学科主任，上海市精神卫生中心科主任。中国医师协会精神科医师分会副会长，中国心理卫生协会性心理健康专业委员会主任委员。

擅长综合医院精神卫生和教研、临床等。

24. 性格内向不合群容易得精神分裂症吗

精神分裂症是一种精神疾病，而内向只是一种性格特征。

精神分裂症患者病前并不一定是性格内向的人，但病后确有部分类似于内向的表现，比如不合群、不擅长与人社交等，因而较易混淆。其实，这些症状均属于精神分裂症患者阴性症状，其他阴性症状还包括情感淡漠、意志减退、言语减少等。内向性格的人虽然较为安静，不喜社交，喜欢独处，但有着自己丰富的内心世界，心思较为细腻，能对他人产生强烈共情。这与精神分裂症的阴性症状还是截然不同的。当然，内向性格也存在一些劣势，如与人沟通交流的能力不够强，遇到问题不善于寻求帮助，易走极端等，因此要在充分发挥内向型性格长处的基础上，加强与人沟通与交流的能力，积极进行自我探索，丰富和完善性格特征，最终达到人生的完美和成功。

特别提醒

容易发展成精神分裂症的是分裂型人格障碍的患者，该类人不合群、敏感多疑、猜疑观念重、偏执焦虑、没有或者很少有朋友、行为奇特、不合常理，与通常意义上的内向性格还是有明显差异的。

（齐安思　刘　娜　陆　峥）

25. 精神分裂症能治愈吗

很多人以为一旦得了精神分裂症就摆脱不掉了，实际情况并没有这么悲观。虽然精神分裂症病因不明，容易复发，但只要早发现、早治疗，部分患者是可以达到临床治愈的，即临床症状消失，患者对疾病能正确认识，恢复正常生活和工作，就是"你不说，别人看不出来你有病"的状态。临床治愈率和病程长短、复发次数等因素密切相关，病程越长、复发次数越多，临床治愈率越低。大多数精神分裂症的复发是因为患者不遵医嘱，自行减药甚至停药。降低复发率最有效的手段就是长期使用对它有效的抗精神病药物，就像其他慢性病如冠心病、糖尿病、高血压病等疾病一样，需要维持治疗。同时，辅助心理干预以及康复手段对患者社会功能的改善和维持具有重要意义。完善的家庭和社会支持、消除歧视，能够减少患者顾虑，增加服药依从性，从而降低复发率。

（李　婷）

—— 专家简介 ——

李 婷

李婷,副主任医师,国家二级心理咨询师,上海市长宁区精神卫生中心老年科主任。上海市医学会精神医学专科分会第九届青年委员会委员。

26. 如何避免精神分裂症复发

精神分裂症是一种复发率较高的疾病,国内外研究发现,首次发作后患者2年复发率约为50%,5年复发率高达80%。精神分裂症复发受多种因素影响,包括药物治疗相关因素、环境相关因素、医生相关因素,以及患者及家属相关因素等。

在所有复发危险因素中,中断药物治疗被认为是最重要的,中断治疗可以使患者的复发风险提高5倍。为了避免复发,精神分裂症强调规范化治疗:急性期治疗、巩固期治疗及维持期治疗。为了减少服药,患者往往偷偷地中断治疗,甚至藏药;有时也可能是家属因素,认为病情好了就可以停药。针对部分服药依从性差的患者,可以考虑使用长效制剂,提高患者服药依从性。

应激也是患者病情反复的重要因素,患病后患者的职业功能及社会功能下降,抗压力能力及自信心不足。此时,家属及社会的支持对于患者来说尤其重要。现代治疗中特别强调医患同盟的建立,包括医生、患者、家属及社会支持系统,对于患者及家属需要加强疾病知识的传播、告诉病情反复的早期症状及应对策略。患者对自身状况及工作能力也要有个清醒认识,适时调整目标。面临应激时,要学会应对策略,需要时寻求家人及社会的支持和帮助。

(刘登堂　王颖婵)

27. 精神病越发越难治吗

是的，临床上确实发现这种现象，精神分裂症是"越发越难治"。机制尚不明，一种可能解释是精神病急性发作具有神经毒性作用，这种神经毒性对大脑的结构及功能均有伤害作用，发作次数越多伤害越大，所以治疗也就越发困难了。

这种"越发越难治"主要体现在以下几个方面。相对于首发患者而言，复发患者的药物使用剂量更大，如首发患者奥氮平的常用剂量为5～15毫克/天，而复发患者奥氮平的常用剂量范围为5～20毫克/天。复发患者急性症状的药物治疗时间、住院时间等指标均更长。更有甚者，少数首发患者使用某种抗精神病药物治疗后症状消失，而病情复发时，再次使用该种药物无效，有时甚至变为难治性病例。

精神分裂症治疗强调早期发现、早期诊断及早期治疗，尤其强调首次发作是疾病治疗的关键期。

（刘登堂　王颖婵）

28. "偏执狂"是什么样子的

英特尔公司前首席执行官安迪·格鲁夫曾说过"只有偏执狂才能生存"。这里的"偏执狂"是一种处事方式，指的是人按照自己的意志，发起自己的意愿，并执着地将它坚持下去。真正意义上的"偏执狂"到底是什么样子的呢？

首先，想要了解偏执狂，就要知道什么是妄想。妄想是一种在病理基础上产生的歪曲的信念，它虽然不符合客观现实和所受的教育水平，但患者对此坚信不疑，无法被说服，也不能以亲身体验和经历加以纠正。偏执狂即是妄想性障碍的一种，妄想是其最突出或唯一的表现，必须存在至少三个月。妄想的结构有层次，条理分明，其推理过程有一定的逻辑性，内容不荒谬、不泛化，有的与患者的经历和处境有密切联系。起病常在中年，但有时可在成年早期。除了与妄想或妄想系统直接相关的行为和态度外，患者情感、言语和行为均正常。

偏执狂可分为诉讼狂、色情狂、夸大狂、嫉妒狂等类型，其中较为多见的一个类型是诉讼狂。诉讼狂患者认为受到人身迫害、权利被侵犯等，得不到公正的解决，而诉诸法庭。在诉讼过程中若遇到阻力，患者则越挫越勇、不屈不挠，甚至采用迂回对策，千方百计公之于世，请求声援。

由于患者坚持自己的信念是正确的,往往拒绝治疗,目前对于偏执狂治疗困难,临床主要采用抗精神病药物缓解症状,心理治疗疗效不理想。

（黄　楠　刘　娜　陆　峥）

29. 精神分裂症一定要吃药吗

目前,服用抗精神病药物是治疗精神分裂症的主要手段,在精神分裂症患者恢复一定自知力后采用心理治疗作为辅助康复手段之一。

一旦精神分裂症诊断确立,应尽早实施足剂量、足疗程、全病程的药物治疗,尤其是在精神分裂症前驱期至发病后的头 5 年,是影响患者预后的关键时期。此时,患者精神功能损害保持在一个稳定的水平,通常不再进一步恶化,而且使用药物治疗的剂量最小、治疗的反应最好,如能获得及时有效治疗,患者恢复的机会最大,长期预后最好。因此,这一时期正确的治疗至关重要。

然而,相对于以临床治愈、预防复发、减少精神残疾、尽量回归社会的目标来说,单纯的药物治疗还存在诸多不足,如不能长期坚持服药导致复发率高、对认知功能改善不明显、药物不良反应影响生活质量等,心理治疗已被证明在减少精神病性症状引起的不良后果、减少不良情绪发生、促进患者积极主动地预防复发和提高社会功能等方面有益。

临床工作中,通常将两者有机结合,为患者可能的长期治疗过程提供持续关怀,改善其长期预后。

（谢红涛）

—— 专家简介 ——

谢红涛

谢红涛,上海市普陀区精神卫生中心精神科副主任医师。上海市医师协会精神科医师分会委员,上海市医学会精神医学专科分会委员。

主要研究方向为精神分裂症治疗与康复。

30. 中药可以治疗精神分裂症吗

在临床工作中，经常遇到患者及家属因为担心西药的不良反应，而咨询中药治疗精神分裂症的问题，甚至有些患者及家属轻信广告，花了很多钱买了夸大疗效、成分及来路不明的"特效药"，疗效不好还耽误了病情。

事实上，目前没有证据表明单独使用中药治疗精神分裂症比西药效果好。中药和西药联合使用时，可能有改善精神分裂症症状和减轻药物不良反应的作用，但证据尚不充分。而西药治疗精神分裂症的历史已有 70 多年，从 20 世纪 50 年代初氯丙嗪的发现，到当今第二代抗精神病药物的大规模使用，有大量的研究、充分的证据表明抗精神病药物对精神分裂症的明确疗效，并且随着药物种类的增加，医生可以根据患者情况选择使用不良反应相对小的药物。因此，目前治疗精神分裂症最可靠的药物还是西药中的抗精神病药物，患者及家属不能盲目轻信中药有效又没有不良反应的宣传，尤其不要服用成分及来路不明的所谓"中药"。

（李　婷）

31. 服药期间，生活方式上需要注意什么

首先要严格遵医嘱，按时、按量服药。服用抗精神病药的种类、剂量、服药时间等均有很强的专业性和严格要求，因此要在医生的指导下，严格遵医嘱服药，巩固疗效，预防复发，保障用药安全。切忌自行加减剂量，不仅影响疗效，而且可能引起不良后果。

其次要积极参加心理社会干预治疗。经抗精神病药物治疗，病情稳定后，患者和家庭成员应在社区、医院参加健康教育、心理治疗、技能训练等心理社会干预。了解精神障碍和用药的基本知识，学会处理家庭、社会关系，掌握回归社会技能等，对于长期坚持服药、减少复发、促进社会功能恢复十分必要。

再次要密切观察病情变化。服药期间定期复诊复查，如出现复发征兆，应及时就诊，便于医生及时处理，避免复发。

最后要合理安排作息，养成良好生活习惯。由于服用部分抗精神病药物可能会有体重增加、肥胖等不良反应，因此在服药期间要按时起居，保证充足睡眠和适当控制饮食。坚持体育锻炼，增加运动量，增强体质，控制体重，养成规律的

生活习惯。从事力所能及的工作和学习，参加一定的社会活动和人际交往，有利于恢复社会功能，提高生活质量。

（谢红涛）

32. 服药治疗好转后可以停药吗

由于精神分裂症是一种病程迁延、高复发率的疾病，在治疗好转后停药容易复发，影响社会功能恢复。《中国精神分裂症防治指南（第二版）》推荐所有精神分裂症患者治疗好转后都需要维持治疗，其主要目的是为了确保症状持续缓解或在可以控制的范围。辅助心理治疗可使患者的功能和生活质量得到维持或改善，提高坚持长期治疗的主动性和自觉性，防止症状的恶化或复发。

维持治疗的疗程如下：对于首次发作的精神分裂症患者推荐给予持续抗精神病药物治疗至少 1 年；对于多次发作的患者，推荐维持治疗的疗程 2～5 年（严重患者终身治疗）。维持治疗的疗程应该个体化，即在充分考虑患者的动机、心理社会状况等基础上，给予心理、康复等辅助治疗措施。对有自杀或者暴力、攻击行为、反复发作的患者，推荐无限期的抗精神病药持续治疗。如需调整或停止治疗方案，应在精神科医生指导下实施。

（谢红涛）

33. 精神分裂症与失眠有什么关系

睡眠质量的好坏往往是精神分裂症患者病情波动的风向标。有研究显示，精神分裂症患者出现失眠的概率超过 80%，其中大部分为中重度失眠，不仅影响患者的精神及躯体健康，也降低了患者的生活质量。精神分裂症患者出现失眠的状况大概有以下几种。

（1）失眠症状出现在疾病的早期阶段，先于精神症状出现。

（2）继发于幻听、妄想等精神病性症状，受此影响，出现深夜不眠、自言自语、夜半歌声或冲动等行为，当精神病性症状缓解后患者的失眠症状也将随之改善。

（3）在疾病康复的初期，患者恢复了对疾病的认知后感受到病耻感，出现对疾病或对今后生活的诸多担忧，故影响睡眠，出现失眠情况。

（4）精神分裂症是一种高复发的疾病，失眠往往出现在疾病复发的初期。如果认识到这一点，可以及时调整治疗，以便阻止疾病进一步恶化、发展。

　　治疗精神分裂症患者的失眠症状，第一，应积极治疗患者的精神病性症状。一方面，抗精神病药物大多具有很强的镇静作用，可以同时改善睡眠；另一方面，随着患者精神病性症状的改善，继发于症状的失眠也随之得到改善。第二，为及时控制症状，可以短期联合服用镇静助眠类药物，在治疗过程中，随着疾病的改善再停用这一类药物。第三，要调整不良生活习惯和睡眠习惯，改善睡眠环境，如午后不喝咖啡、浓茶，晚上不贪恋网游等，改变影响睡眠的行为习惯；根据个人体质选择适合自己的运动，培养个人兴趣爱好。第四，不妨练习一些放松技能，如深呼吸、冥想等，或借助于生物反馈治疗协同改善睡眠。

（安孝群）

34. 吃了抗精神病药会整天想睡觉吗

　　一方面，精神分裂症治疗药物有不同的镇静作用，另一方面与个体的敏感性有关。一般地说，氯氮平、喹硫平、奥氮平等药物的镇静作用很强，很多人服用后感觉第二天睡不醒，甚至整天想睡觉。经过一段时间之后，这些不良反应会有所改善。如果出现这种现象，一是药物缓慢加量，让身体不断适应；二是服药时间的调整，可以在晚饭半小时后服用，以免影响第二天晨起和精力。经以上方法仍无法改善嗜睡，可考虑调整药物治疗方案，如调整为镇静作用较弱的药物——阿立哌唑、利培酮等，但治疗方案的调整需要医生充分评估，切勿自行调整。

（秦虹云）

—— 专家简介 ——

秦虹云

秦虹云，上海市浦东新区精神卫生中心副主任医师。

35. 孕期和哺乳期可以服抗精神病药吗

　　怀孕对于精神分裂症患者来说是个极大的挑战。首先，精神分裂症具有一定遗传性，患者的小孩可能比普通人具有更高的患病风险；其次，抗精神病药对胎儿的具体影响缺乏相关研究，药物可能通过胎盘使胎儿出现贪睡、代谢问题、活动不协调、畸形等不良反应，对神经行为也可能产生远期影响。再次，药物不良反应也易导致患者在怀孕和分娩过程中出现各种风险。而如果患者不服用药物治疗，怀孕期间病情不稳定，也可能发生潜在的胎盘不完整和胎儿中枢神经系统发育不良，同时会给患者自身带来危害。因此，患者需要了解怀孕的各种风险，包括停药复发、胎儿畸形和患病的风险等，权衡利弊。如果患者和她的家属强烈要求怀孕，通常建议低剂量维持治疗已经超过 2 年、病情较稳定的患者可考虑停药怀孕，且建议家属密切观察患者是否有疾病早期复发的征兆并及时就医。孕期尽量选用对胎儿影响较小的药物，给予能控制病情的最小剂量，并完成应有的检测与评估。在分娩后的几天内还需密切监测新生儿可能出现的不良反应。产后精神症状复发风险高，建议采用人工喂养，尽快恢复药物治疗。此外，家人的支持与陪伴对于患者平安度过妊娠期也是非常重要的。

（刘晓华）

36. 服用抗精神病药可以开车吗

罹患精神疾病后，很多人会受幻觉、妄想、焦虑情绪等影响，导致注意力无法集中，进而会影响人的反应敏捷性和准确性。因此，对于希望开车的患者来说，精神症状得到有效控制，这是驾驶的首要条件。再者，很多抗精神病药有镇静、震颤、肌强直等不良反应，会导致第二天嗜睡、反应迟钝，但这些不良反应不是同时出现在一个人身上，也不是每个人都会出现，也就是存在个体差异的问题。因此，如果个体有以上不良反应出现，可以暂时不开车，与自己的主治医生商量，既可以调整治疗方案，也可以通过改乘交通工具的方法来克服。总之，开车这件事是需要慎重考虑和谨慎决定的。

（秦虹云）

37. 抗精神病药物会影响性功能吗

部分抗精神病药物确实会在一定程度上引起性功能障碍，男女均可能发生，如性欲下降、勃起不能、射精抑制、性高潮缺失等。不同种类、不同作用机制的抗精神病药物引起性功能异常的比例不同，药物剂量可能也有一定的影响。另外，心理因素对患者的性功能也有着非常重要的影响，病后的自卑心理、焦虑紧张等都可能引起性生活不顺利。如果患者出现这方面问题，千万不要因为"怕羞""要面子"而不敢告诉医生，更不可因此私自偷偷减药、停药，这样会贻误疾病治疗，带来更加糟糕的后果。一定要及时与医生沟通，医生会根据具体情况，选择合适的药物给予个体化的治疗,尽可能促使患者全面康复。

(刘晓华)

38. 服药后为什么会停经

服用抗精神病药物后月经不来与药物所致的泌乳素水平升高有关。以氨磺必利为例,该药具有高亲和力的多巴胺 D2/D3 受体作用,在低剂量时阻断突触前膜的 D2/D3 受体,增加多巴胺的传递,改善患者的阴性症状;在高剂量时阻断突触后膜的 D2/D3 受体,抑制多巴胺的传递,改善患者的阳性症状。

多巴胺与垂体前叶的泌乳细胞表面的多巴胺 D2 受体结合后,可抑制泌乳素基因的表达,减少泌乳素的合成和释放。氨磺必利的这种 D2 受体高亲和力,正好阻断了多巴胺与垂体前叶泌乳细胞表面的 D2 受体的结合,从而解除了对泌乳素表达与释放的抑制,导致血泌乳素水平升高,高泌乳素血症的临床表现主要是月经周期的不规则,包括闭经、月经周期的延长等。

由于氨磺必利脂溶性低,较难通过血脑屏障进入脑内,这使得氨磺必利的血浆浓度比血脑屏障内的中枢神经系统处的浓度高。而垂体位于血脑屏障之外,氨磺必利到达垂体不需要通过血脑屏障。因此,垂体可能暴露在比中枢神经系统更高的药物浓度之下。不管是低剂量还是高剂量(相对于中枢神经系统而言)的氨磺必利,都会引起血液中泌乳素水平的升高,并可导致女性正常生理周期的不规则,甚至闭经的发生。

(张　晨)

—— 专家简介 ——

张　晨

张晨,副主任医师,上海市精神卫生中心生化研究室主任。中国神经科学学会精神病学基础与临床分会青年委员会副主任委员,上海市医学会精神医学专科分会青年委员。

39. 服药后体重增加怎么办

奥氮平等抗精神病药物在改善症状的同时,具有潜在的糖脂代谢异常及体重增加等风险。体重增加主要和药物导致的贪吃、进食量增加,嗜睡、睡眠量增加、镇静、活动量减少等有关。当出现明显的体重增加时，擅自停药、减药会加重病情、导致疾病复发。以下几点会帮助有效控制体重的增加。

（1）合理调节饮食，切忌暴饮暴食。

（2）加强体育锻炼，增加体能活动。

（3）合理安排作息，保证健康睡眠。

（4）若病情稳定可适当减少奥氮平剂量，但必须结合病情遵循医师建议，决定是否减药。减药后密切关注病情变化，防止复发。

经上述方法无效，在医生的指导下，可考虑换用对体重影响小的药物，如齐拉西酮、阿立哌唑；或者在服用奥氮平的同时，合并使用托吡酯，或二甲双胍等调节糖脂代谢的药物。

国内外多项研究表明，联合使用阿立哌唑或二甲双胍，能够有效地改善奥氮平所致的体重增加。另有一项荟萃分析认为，控制奥氮平和氯氮平所致的体重增加，辅助使用托吡酯、阿立哌唑或西布曲明比二甲双胍或瑞波西汀更有效，而联合用药的不良反应在各组之间没有统计学差异。由于个体间差异，选择何种辅助药物有效控制体重增加，可根据患者的病情和医师的临床经验决定。

（张　晨）

心｜境｜障｜碍｜篇｜

40. 抑郁症患者的大脑有变化吗

很多人认为抑郁症只是心理问题，将它等同于心情不好，是"一时想不开"导致的，误认为只需要通过开导，让人"想开了就好了"。要纠正这个误解，必须解答"抑郁症患者的大脑是否有改变"这个问题。

确实，当前医学背景下，我们尚未发现抑郁症患者大脑明确的、特异性的改变。但国内外的研究证实，抑郁症患者从脑脊液的成分到大脑的实质结构，均与健康人有所不同。当然，由于这些变化特异性不足，仍然需要进一步研究。抑郁症的大脑改变主要包括微观的神经生化递质改变，宏观的脑结构或大脑功能网络改变等。大脑额叶皮质、海马、杏仁核等部位神经元凋亡，细胞学改变通常被认为是大脑对外在社会心理压力产生的应激反应。抑郁症的神经突触间隙单胺类递质包括去甲肾上腺素、多巴胺以及5-羟色胺的代谢、分泌、突触间传递与重吸收异常。去甲肾上腺素的减少可导致警觉及注意力的降低，精力及兴趣的减退；5-羟色胺降低与焦虑以及强迫相关；动力不足以及快乐感的缺乏则是多巴胺不足所导致的。同时，结构影像技术研究发现抑郁症患者背外侧前额叶皮质、顶上小叶、海马等部位体积缩小；功能影像学技术从整体脑功能的角度探索到抑郁症的大脑功能紊乱，例如正电子发射型计算机断层显像（PET）检测表明，抑郁症患者腹正中区前额叶皮质血流增多，而前额叶背外侧皮质血流减少，功能性磁共振成像（fMRI）发现抑郁症患者的大脑默认功能网络异常、杏仁核与前扣带回皮质的脑区间功能连接减弱等。

因此，我们可以明确地说，抑郁症患者的大脑确实存在变化。

（彭代辉　黄　佳）

41. 如何看待抑郁症患者的自杀问题

公众有一种说法认为，抑郁症属于心理疾病，和其他躯体疾病不一样，不会直接威胁生命。事实上，抑郁症引起人们的关注往往是因为自杀。美国的一项调查显示，自杀是 10～24 岁人群的第二大致死因素，约 60% 自杀者患有抑郁症，患有抑郁症的人群比普通人群自杀率高 20%。因此，预防自杀始终是抑郁症防治最为重要的任务。

预防自杀首先要了解自杀的危险因素，例如：抑郁症患者同时存在物质滥用时，包括吸毒、酗酒等行为会增加自杀的风险，因此应避免这些行为。缺乏社会支持系统、"病耻感"会阻碍抑郁症患者康复及回归社会；部分社会文化环境中对于自杀采取宽容的态度，导致抑郁症患者更容易将自杀看成一种解脱方式、一种个人权利或者解决困难的途径。对于这些危险因素，必须进行综合宣教，以促使公众正确认识自杀问题。

其次要判断自杀的风险级别，有下列特征的患者可能存在较高的自杀风险：极度无望，说一些丧气话；对既往喜欢的事情毫无兴趣；焦虑或者惊恐发作，表现出坐立不安、恐惧、心慌、出汗、感觉好像快死了一样；整夜失眠；谈论关于自杀的事情，或者以前已经有过自杀计划或行为等。当发现有上述现象时，一定不能掉以轻心，必须及时向专业医生求助。

当然，对抑郁症的早期识别、早期干预与系统治疗是预防自杀的首要方法，包括在药物治疗的同时合并心理治疗，急性发作的患者选择改良电抽搐治疗的方式等，均有助于预防自杀。

（彭代辉　刘　文）

42. 该不该与情绪低落患者讨论自杀话题

抑郁症患者，有些会有"活着没意思"和"想自杀"的念头，甚至走到了窗边和楼顶。我们该不该和他们讨论"自杀"呢？答案是明确的，应该与其讨论，但应该注意方式与方法。

当前，社会上存在一些对自杀的误解。比如，认为想自杀的人会刻意隐藏自己的自杀企图，那些向别人谈起自杀的人不过是想威胁别人。事实并非如此，多数自杀死亡者在自杀前都与他人谈起过自己自杀的念头，向别人说起自己所处心理困境而想自杀，这是他们在试图寻求心理支持和帮助。所以，我们应该谨慎地和这些有自杀想法的人讨论相关的问题。这种讨论很可能会及时发现个体的自杀企图，和他们的交流也能让这些人感受到关心、理解、同情和支持，能有效减少他们自杀的风险。那些有自杀意念的人可能是抑郁症等精神疾病，也可能仅是遇到了暂时不能解决的生活困境，不管何种情景，亲朋都应该尽早陪他们到心理卫生机构寻求帮助。

交流中不应该涉及自杀的具体方法，更不要评论哪种自杀方法容易致死，哪种方法痛苦程度较轻，也不应该向这些有自杀企图的人介绍自杀的案例，特别是影响较大的知名人物自杀的例子。还需谨记的是，自杀未遂并不表示他们自杀的意念不强烈，此次的自杀不成功可能仅仅是因为他们选择的方法不足以致死或自杀过程被及时发现和终止。所以，对有自杀经历者，尤其是近期发生自杀经历者，要更加予以关注，给予更多的支持，及时寻求心理医生等专业人员更为系统的帮助。

（李清伟）

43. 自杀之前有征兆吗

自杀行为是一个复杂的现象，是由个人、社会、心理、文化、生物、环境等多种因素相互作用而导致的，存在着一系列逐渐发展的潜在演变过程，起初也许只是偶尔的自杀念头，如危险因素加重，则可能演化为自杀企图，继而准备、实施自杀行动。

几乎所有自杀身亡的人，在自杀之前，总是会表现出些许征兆，只是这些征兆没被重视，结果酿成了悲剧。梳理这些征兆线索，有助于我们初步判断一个人是否陷入了自杀危机中。

（1）言语：反复谈论自杀或死亡这些主题，直接或间接说出"想死"或"活着没意思"，谈论自杀计划，向家人或者朋友告别等。

（2）情绪：绝望压抑，没办法享受到生活的乐趣，严重的情绪压力，强烈地感觉到羞耻、愧疚、孤独或被羞辱等。

（3）行为：性格大变，恼怒和攻击性更多，自残行为，越来越冒险，饮食和睡眠改变，将自己的东西赠与他人，开始"安排后事"等。

（4）环境：近期体验过丧失，比如丧亲、离婚、丢了工作、健康问题等。

如果发现身边人有自杀念头，首先是带着爱心去认真地听，然后建议其寻找专业的帮助。如果发现身边人有自杀计划或已处于自杀边缘，应尽一切办法阻止其实施自杀，联系家人、警察或医院，24 小时看护，请专业人士干预。

（刘涛生）

44. 正常人的情绪也会大起大落吗

情绪是人脑对客观事物是否符合自身需要而产生的态度的反映。当一个人的需要得到满足时则产生愉悦的情绪体验,例如金榜题名、职位晋升、股票或基金获得大的收益,这时候会感到开心、心情舒畅,看什么都顺眼。然而,当个体的需要没有得到满足时,例如情场失意、官场受挫、生意不顺等时候,人自然而然地会产生不愉快的情绪,会闷闷不乐、郁郁寡欢,感到生活索然无味,干什么也提不起劲来,看什么都不顺眼。可见,人作为情感动物,就会有情绪波动的体验。如果这种情绪波动持续时间不长,而且频度不高,对生活影响不大,则自我调节就可以了。

正常人情绪波动时会出现心情不愉快,但多数是片段性的,程度也较为轻微,不像抑郁症患者那样几乎每天大多数时间都不开心,那么频繁和严重,一般也不会消极到不想活,症状上也比较单一,不会经常出现早醒性失眠、体重明显下降。正常人的情绪一般通过自我调节,家庭、朋友的帮助,环境的改善,会逐渐好转,不会造成社会功能的明显损害。一个人的情绪大起大落持续时间超过 2 周,这种情绪每天大多数时间占据了主导情绪,经常出现,严重影响社会功能,则需要到医院进行诊治,看是否存在抑郁障碍或双相障碍等精神疾病。

(孙锦华)

—— 专家简介 ——

孙锦华

孙锦华,硕士研究生导师,上海市精神卫生中心副主任医师,上海交通大学附属第一人民医院心理科常务副主任。上海市医学会精神医学专科分会委员兼秘书,中华医学会精神医学专科分会青年委员,西部精神医学协会物理诊疗分会副主任委员。

45. 如何分清焦虑和抑郁

"高—生—前",即焦虑的核心表现。

高——焦虑者能量高于常人,主要表现在"脑袋"和"身体"上。"脑袋"能量高,就是想法太多,担心各种事情,恐惧某些场合,害怕别人笑话。"身体"能量高,就是功能亢奋,比如心跳快、血压高、手抖、多汗、坐立不安。

生——焦虑者求生欲望很强，核心是"怕死"，比如过度关注身体不适，反复去医院检查，担心染病而反复洗手，担心意外而检查门窗。

前——举个例子，每个人都经历过考试，考试前是焦虑，考试后是抑郁，至于为什么，请继续看下文。

与焦虑相反，抑郁表现为"低—死—后"。

低——同样也是表现在"脑袋"和"身体"上。抑郁者"脑袋"想法少，不想说话，失去兴趣。而"身体"是指功能减退，比如没有力气，不想外出，食欲下降等。

死——严重抑郁的人"想死"，会觉得活着没意思，考虑过自杀方式，甚至付诸行动。

后——上文提到，考试前是焦虑，考试后是抑郁，为什么呢？焦虑是指"可怕的事情即将发生"，比如怕乘电梯（幽闭恐惧症），怕去高处（恐高症）是焦虑。而抑郁则是源于丧失，失恋、失学、丧偶、退休则容易导致抑郁。

特别提醒

适度的焦虑和抑郁是正常情绪，多数时候这两者也是优点，比如有抑郁特质的人情感细腻，往往有文学作品和艺术作品传世，而有焦虑特质的人做事谨慎细心求完美，更容易事业有成。但过度的焦虑或抑郁影响到正常生活时，就得高度重视了。

（骆艳丽　梁韵淋）

—— 专家简介 ——

骆艳丽

骆艳丽，主任医师，上海交通大学医学院附属仁济医院心理医学科主任。中国女医师协会心身医学与临床心理专业委员会副秘书长，上海市医学会精神医学专科分会委员，网络杂志《心理那些事儿》主编，中国科普作家协会医学科普创作专业委员会委员。

"上海仁济心理科"
微信公众号

46. 感到抑郁是否只是"想多了"

抑郁症又称抑郁障碍，以显著而持久的心境低落为主要临床特征，是心境障碍的主要类型。临床可见，心境低落与其处境不相称，情绪的消沉可以从闷闷不乐到悲痛欲绝、自卑抑郁，甚至悲观厌世，可有自杀企图或行为；可伴有失眠、食欲增加或下降、体重增加或下降；部分病例有明显的焦虑和运动性激越；严重者可出现幻觉、妄想等精神病性症状。

抑郁症是一种精神疾病，由生物、心理和社会多因素导致发生。最新研究报告显示，我国抑郁症的患病率约为 3.59％。抑郁症看起来像我们的情绪和心理出了问题，但是并不能简单归因于"想多了"，抑郁症需要专业规范的治疗。

如果觉得自己好像抑郁了，需要到专业的精神卫生机构评估就诊，成年人可以自己去医疗机构就诊。

（赵旭东　陈发展）

—— 专家简介 ——

赵旭东

赵旭东，同济大学医学院教授、博士研究生导师。同济大学附属精神卫生中心（筹）院长，同济大学附属东方医院临床心理科主任。

专注于精神医学的跨文化研究、心身医学与心理治疗等。

47. 亲人去世后的哀伤是抑郁症吗

不少人在亲人去世后，或多或少有一些抑郁的表现，比如：感觉情绪低落、伤心落泪、没胃口，甚至晚间的睡眠也受到影响，入睡困难、做噩梦等。这些哀伤反应不一定都是抑郁症，如果这种哀伤反应未达到两周的持续时间，或者并不是在两周内大多数时间都有持续的情绪低落等抑郁表现，又或者症状少、没有达到抑郁症的诊断标准，可能就不属于抑郁症，但这需要精神科医生的专业评估，不建议个人仅凭网上的自评量表来判断。

经精神科医生诊断为抑郁症的，有些患者或家属也有疑虑。亲人去世，感到伤心难过，不是很常见的吗？真的是抑郁症，需要抗抑郁治疗吗？研究发现，经历亲人去世被诊断的抑郁症患者，在治疗和预后上和其他抑郁症患者并无显著差异。所以，目前并不把在抑郁症发生前遭遇亲人去世作为抑郁症的排除标准。

事实上，许多抑郁症患者在抑郁症发作前都或多或少有生活应激事件。在此呼吁大家，如果有情绪问题，请及时就医，让精神科或心理科医生来做专业的评估和诊断，确定进一步的处理方案。

（方　芳）

48. 焦虑症是否会变抑郁症

抑郁、焦虑是一对"姐妹花"，从疾病等级的角度来看，焦虑的诊断级别低于抑郁症，很多焦虑患者会担忧自己是否会加重为抑郁症。事实上，焦虑和抑郁往往伴随出现，共病现象很常见。不同类型的焦虑障碍与抑郁症的共病比例不同，其中广泛性焦虑与抑郁症的共病率约为 67%。研究发现，约有 1/3 患者先发生广泛性焦虑，随后才出现抑郁症状；约有 1/3 患者是两种疾病同时发生；另外有 1/3 患者先出现抑郁症状，随后才出现广泛性焦虑障碍。

必须明确的是，这是两种不同的疾病，不能说是哪种严重后导致另一种的发生。到底是"抑郁伴焦虑"还是"焦虑伴抑郁"，要考虑在全病程中到底是抑郁还是焦虑症状占主导因素，以及焦虑患者的临床特征是否达到了抑郁症诊断的标准。

（彭代辉　刘　文）

49. 如何预防抑郁症复发

抑郁症是一种慢性、反复发作的疾病，如何预防复发是医生、患者和家属关注的焦点。

预防复发的措施涵盖了很多方面，包括规律服药以及健康的生活方式，如规律作息、健康饮食、定期运动等。有研究表明，规律服药的患者可以维持稳定 40 个月，而停止用药的患者半年复发率超过 50%，多数患者约在 1 年之内复发，10 年内总体复发率超过 85%。因此，规律用药是预防抑郁症复发的主要方法，也是最容易操作的方法。

一般认为，急性治疗期需要用药 6～8 周，巩固期需要 4～6 个月。用于预防疾病复发的治疗维持期则因人而异，通常第 2 次发作者用药维持 3～5 年，第 3

次发作者建议长期用药维持。在此期间，患者需要定期在门诊随访，最好能够有相对固定的医生、护士和社工参与，以便更加了解病情或者更为准确判定目前的情况，以及时调节药物治疗方案、减低不良反应并减少复发。

对于一些反复发作，药物治疗效果欠佳的患者，改良电抽搐治疗（MECT）、重复经颅磁刺激治疗（rTMS）都是可供选择的物理治疗方法。研究显示，与单用抗抑郁药物相比，电抽搐治疗（ECT）联合抗抑郁药物的长期使用可以显著降低抑郁症的复发率。此外，认知行为治疗（CBT）对预防复发、促进康复也有明确的效果。

（彭代辉　刘　文）

50. 抑郁症好转后是否可以停药

一般地说，用药的目的是治疗和预防疾病，达到预期用药目的之后应及时停药，而有些疾病在症状消除后，为了巩固疗效、预防复发，需要长期维持甚至终身服药。抗抑郁药物就属于一种常见的不宜随意停用的药物。患者若是自觉病情好转或是药效不佳，随意断药或是突然减药，可能导致治疗失败、症状复发，加重疾病对患者的危害。

很多人症状好转后因担心不良反应而减量或者停药，这是不正确的。因为减药停药而复发，多次寻找医生帮助的患者比比皆是，从头治疗，得不偿失而且反复发作后，可能会造成发作频率更高、治疗更困难。而另外一部分患者，在医师的指导下长期低剂量维持治疗，生活质量不仅没有受到明显的影响，而且疗效得以维持，复发得以预防，他们能够很好地融入这个社会，踏实工作、安心学习。

（张　晨）

51. 抑郁症通过自我调节可以痊愈吗

患了抑郁症，除了积极的药物和心理治疗外，确实有一些自我调节的方法，可以帮助改善抑郁，特别是轻度的抑郁症。以下是一些常见的自我调节方法。

做一些能帮助放松的事。放松的方式很多，如经常读一些有趣的书籍，听一些舒缓的音乐，看一些搞笑的视频，听一些诙谐幽默的相声，练一练书法，做一些瑜伽等放松训练，等等。

培养自信。自信是战胜一切恐惧、紧张、担忧、惶恐等不良情绪的法宝。每天都要用积极的语言来暗示自己，相信自己没问题。不管是工作中还是生活中遇到的问题，都要相信自己能够处理好，实在处理不好也不要过分自责，以顺其自然的心态处之。千万不要当成一回事，憋藏在心里，损害身体健康。

养成良好的生活规律。抑郁症患者一般睡眠、饮食和日常活动都受到不同程度的影响，所以尽可能保持日常的生活规律。

保持良好的社会支持系统。家人、亲戚、朋友、同学、同事、邻居等都可以成为我们的社会支持系统。抑郁的时候，一定要学会求助于自己的支持系统，尤其是亲人，相信他们都会愿意成为最强有力的支撑。

当然，很多情况下，仅靠自我调节是不够的。抑郁症的确有一定的自愈性，从目前的临床研究来看，抑郁症平均自愈的时间大概是半年。不过，得了抑郁症，等自愈太冒险，不值得提倡。首先，抑郁症自愈只是少部分患者，并且第一次自愈之后，有可能第二次发作。其次，在这半年里，很多事情都可能导致病情恶化，会降低工作生活质量，对人的影响很大，还可能出现自杀的风险。因此，如果得了抑郁症，建议接受规范的医学治疗。

（洪　武）

—— 专家简介 ——

洪　武

洪武，硕士研究生导师，上海市精神卫生中心副主任医师。上海市医学会精神医学专科分会青年委员。

擅长抑郁症、双相障碍、精神分裂症、焦虑谱系障碍等疾病的诊治。

52. 适当运动有助于抗击抑郁吗

当人们患有抑郁症时,觉得自己缺乏动力,什么都做不了,就像被困住一样。如果你正处于这种状态,你该怎么做? 也许此时你最不想做的一件事就是运动,但是运动确实可以帮助你打败抑郁。

专家的建议是有规律地有氧运动。你可以根据自己的具体情况和爱好,制定合适的有氧运动项目,并按照运动处方进行锻炼,这样既可以确保安全,又有科学性和针对性,达到最佳的缓解抑郁效果。

运动处方:运动时的心率控制在最大心率(220-年龄=最大心率)的 60%~85%为最佳。在运动过程中,你需要关注自己的呼吸频率是否提高,心率是否加快,这有助于判断运动是否达到效果。运动项目可以选择散步、慢跑、骑行、游泳、瑜伽等富有节奏韵律的运动。运动时间可根据身体情况,有氧运动时间可以在 15~60 分钟内,专家认为连续进行 30~60 分钟有氧运动能发挥最大的抗抑郁效果。当然,如果运动对你而言相对困难,10~15 分钟的运动也是有益的。

特 别 提 醒

目前研究仅支持运动作为辅助治疗,尚缺乏作为单独治疗的研究证据。存在一些特殊情况,如心肺功能不全、骨骼肌肉损伤、孕妇等限制运动的情况,需要向相应的专科医师咨询。

（洪　武）

53. 抑郁症是否会变成精神分裂症

尽管部分抑郁症患者会出现精神病性症状,例如自罪妄想、虚无妄想等,但这些症状大多数还是有别于精神分裂症的核心症状,妄想的出现通常和抑郁心境相一致,而且会随着抑郁症状的好转而减轻,甚至消失。重要的是,精神分裂症和抑郁症并非一种疾病,其关系与其说像感冒与肺炎之间的关系,不如说像肺炎与肺癌之间的关系。感冒加重后可能导致肺炎的发生,但是肺炎并不会成为肺癌。研究发现,12.5%~18.6%的抑郁症患者有妄想或者幻觉,反过来,有情感问题的人也更容易出现精神病性症状,但是目前仍没有证据表明抑郁症最终会发展为精神分裂症。

（彭代辉　刘　文）

54. 如何照顾抑郁症患者

同抑郁症患者一起生活可能很难。他们可能变得很被动，或变得很缠人，或脾气变差，原先能做的事都做不好了，甚至觉得活着没意思，想要结束自己的生命。他们的状态也会影响到你，你的情绪，你的生活。要帮助一起生活的抑郁症患者，同时照顾好自己，你应该知道以下几点：抑郁症是一种疾病，而不是一种性格弱点，避免指责和过多地要求对方"坚强、努力"；抑郁症是可以治疗的，采取何种治疗方法以及需要治疗多少时间，取决于严重程度；家人和朋友的支持有利于抑郁症患者的恢复，恢复需要时间，必须有耐心和毅力；压力可能使抑郁症恶化。

你可以清楚表明你想帮助他，只倾听不判断，多用耳朵少用嘴，主动提供支持。你可以了解更多关于抑郁症的知识，可能的情况下，鼓励患者寻求专业人员的帮助，不只是口头提议"你该去看医生"，而是主动陪患者一起赴约。如果决定药物治疗，帮助患者按处方服药，务必耐心，一般需要几个星期才会有所好转。帮助患者安排日常事务，安排规律的饮食和作息时间。鼓励患者经常运动和参加社会活动，鼓励患者关注积极的方面，而不是消极的方面。如果患者有自伤念头，或已经故意伤害了自己，不要将他们单独留下，要及时向专业医务人员寻求进一步帮助，同时拿走药物、尖锐器具等物品。

特别提醒

同抑郁症患者一起生活，可以帮助他们恢复，但同时也要照顾好自己！尽量设法放松，并继续做自己喜欢的事情。

（何燕玲）

55. 抗抑郁药会不会引起肥胖

抗抑郁药物与体重增加的关系不能一概而论。因为抑郁本身与体重增加就有很复杂的关系，一方面抑郁发作体重减轻，抑郁改善以后体重增加；另一方面抑郁的残余症状引起多吃多睡，也可以增加体重。

所有抗抑郁药的药理作用，我们可以简称为"三拟"效应（拟 5-羟色胺、拟去甲肾上腺素和拟多巴胺能）和"三抗"效应（抗 α1 受体、抗胆碱受体和抗组胺 H1

受体）。"三拟"效应能减轻体重，而"三抗"效应增加体重。抗抑郁药物作用于患者的结果如何，取决于每种药物自身的特点和患者对药物的反应。

抑郁症的治疗分为急性期治疗和维持期治疗，急性治疗期抗抑郁药安非他酮、氟西汀、舍曲林、西酞普兰、度洛西汀、文拉法辛、帕罗西汀和吗氯贝胺比安慰剂减轻体重，而阿米替林、米氮平和去甲替林比安慰剂增加体重，其他抗抑郁药对体重效应不明显。抗抑郁药维持治疗期安非他酮可减轻体重，阿米替林、米氮平和帕罗西汀可增加体重，其他抗抑郁药对体重无明显影响。

服用抗抑郁药会发胖是人们对抗抑郁药存在的误区之一。大多数抗抑郁药不会让人变胖，如果出现体重的波动，就应该及时去看医生。一些抗抑郁药由于能增加食欲、改变糖代谢，会让服药者变胖。因此，抗抑郁药是不是会引起肥胖，不能一概而论，而应视具体病情选择合适的抗抑郁药，选择合适的药物剂量，个体化治疗。

（李晨虎）

—— 专家简介 ——

李晨虎

李晨虎，副主任医师，上海市徐汇区精神卫生中心副院长。上海市医学会精神医学专科分会青年委员，上海市医学会行为医学专科分会委员。

主要研究方向是精神障碍的康复治疗。

56. 抑郁症可以不吃药只做心理治疗吗

对于轻中度抑郁症，可以选择心理治疗作为唯一治疗方式或者合并药物治疗，但对于重度抑郁症，药物治疗是基础，必要时还需要配合改良电抽搐等物理治疗。重度抑郁症的患者往往伴有明显的生理症状，如食欲、睡眠、体重、性欲等，甚至有想要自杀、自伤等伤害自己的想法或行为，心理治疗往往难以快速起效。同时，重度抑郁症患者常有明显的思维迟缓症状，如反应慢、注意力难以集中，甚至觉得理解别人的话有困难，难以进行流畅的言语沟通，在这种情况下，心理治疗也常常难以奏效，往往需要待抑郁症状好转以后，再行心理治疗。

对于儿童及青少年抑郁症，策略有所不同。轻度抑郁的初始治疗不建议使用抗抑郁药物；中到重度抑郁，需给予至少三个月的心理治疗，视疗效决定是否进行药物治疗；不建议在不做心理治疗的情况下，单独使用抗抑郁药，除非患者拒绝心理治疗。

（方　芳）

57. 抗抑郁药会引起自杀吗

"吃抗抑郁药会引起自杀"这一说法来源于美国食品药品监督管理局（FDA），他们要求美国所有生产上市抗抑郁药的厂商在药物说明书中加上黑框警示，即警告儿童和青少年抗抑郁药的使用与自杀意念和自杀行为的增加相关。这些警示直接导致人们在使用抗抑郁药物，尤其是使用 5-羟色胺再摄取抑制剂（SSRI 类）抗抑郁药物时"战战兢兢"，特别是儿童、青少年患者。事实上，SSRI 类抗抑郁药与自杀之间是否存在必然联系仍不明确。假如抗抑郁药物增加自杀风险，可能的原因是抗抑郁药物导致焦虑、激惹，从而加剧抑郁症状或增加自杀风险。

抑郁症本身存在很高的自杀风险，学术界基本达成共识，因此即便 FDA 在药物说明书上加上警示，但并未禁止使用抗抑郁药物，只是强调临床医生在治疗初期要密切观察病情，同时要在应用抗抑郁药物的必要性及抗抑郁药物可能增加自杀风险两者间权衡利弊。

那么到底还要不要吃抗抑郁药呢？ 答案是肯定的。抗抑郁药是治疗抑郁症最重要的手段之一，抗抑郁药能快速持久地改善患者的抑郁症状和自杀企图。近年来，随着抗抑郁药物（包括 SSRI 类）的临床应用，自杀率逐渐降低。

特别提醒

对于抑郁症患者本人及家属来说，在服用抗抑郁药物期间应加强观察，特别当出现任何有关激惹或自杀念头的迹象时，如动作行为及言语的增多，情绪不受控制、易发脾气、有轻生的想法等，应及时就诊并告知医生。

（李晨虎）

58. 孕期和哺乳期可以服抗抑郁药吗

女性在怀孕的前 3 个月和后 3 个月，以及产后的 1 个月内易出现抑郁问题，有的只是抑郁症状，有的则可能已经达到了抑郁症的诊断标准，治疗时需权衡抗抑郁治疗的必要性和用药对母亲和胎儿的风险。如果患者的症状轻，一般不建议用药。但如果患者的症状重或者有严重的自杀倾向，则可能不得不选用抗抑郁药。一般使用抗抑郁药物产生的风险主要涉及胎儿发育、新生儿发育和长期发育三个方面。有研究显示，除帕罗西汀外，早期妊娠使用抗抑郁药物并未增加患儿心脏疾病和死亡风险，但可能增加早产和低体重的风险，有些药物可能导致自然流产，而妊娠晚期用药可能与产后出血有关。至于哺乳期用药的问题，目前认为所有的抗抑郁药均可微量分泌到乳汁中，应该慎用。如果不得不用药，建议停止哺乳，采用人工喂养。

（刘晓华）

59. 双相障碍就是"精神病"吗

双相障碍（又称躁郁症）是一类既有躁狂或轻躁狂发作，又有抑郁发作的精神疾病。有很多双相障碍患者和家属会问到这样的问题。有些患者因为有了这样的想法，不愿意接受治疗，一蹶不振，甚至自暴自弃。其实，这样的想法是完全错误的。

首先，双相障碍非常普遍。据 2011 年世界卫生组织在美洲、欧洲和亚洲 11 个国家和地区（包括我国深圳在内）组织开展的心理健康调查发现，双相障碍的终身患病率为 2.4%。因此，得了双相障碍并不稀奇，它就像高血压、糖尿病一样离所有人都很近。

其次，老百姓眼中的"精神病"可能并不是一种病，而是一些现象，如出现一些怪异的行为表现等，这些外在的表现可能由各种原因或疾病造成。精神疾病有上百种，双相障碍是其中之一。双相障碍是一种情绪方面的疾病，主要表现为情绪的不稳定性，有时候抑郁，有时候兴奋或容易生气，或者有些患者在短时间里两种情绪同时存在或者频繁转换。

第三，得了双相障碍，只要好好治疗，生活和工作仍然会一如既往。虽然目前的医疗技术很难达到根治双相障碍，但完全可以控制，80%～90%的患者通过药物或其他治疗可以正常生活、工作、学习，甚至我们还发现一些成功人士中，不少也有双相障碍。

（洪　武）

60. 情绪忽高忽低该怎么治

躁狂发作时情绪高涨，抑郁发作时情绪低落，躁狂发作与抑郁发作可以交替出现，也可以同时出现（混合发作），混合发作的患者情绪会出现忽高忽低的情况。有关双相情感障碍的治疗，由于其症状的多面性，诊断和治疗较困难。要解决这些困扰，首先需要建立信心，就是躁狂或抑郁是可以治疗的。治疗原则包括综合治疗、长期治疗、家属和患者共同参与治疗等。

综合治疗是指精神药物治疗、物理治疗、心理治疗和危机干预等措施的综合运用。其中，药物治疗合并心理治疗的效果会好于单一治疗模式。治疗药物有很多种选择，包括心境稳定剂、不典型抗精神病药物、抗抑郁剂等，而双相障碍混合发作患者是不建议使用抗抑郁药物的。心境稳定剂是治疗双相障碍的主要药物。目前比较公认的心境稳定剂包括碳酸锂（锂盐）、丙戊酸盐、卡马西平，以及拉莫三嗪、托吡酯等。另外，电抽搐治疗对急性期严重患者通常有迅速改善症状的效果。

长期治疗又分为急性期、巩固期和维持期 3 个主要阶段，不同阶段的治疗目标各有侧重。躁狂或抑郁在急性期的治疗重点是迅速、安全、有效地控制症状，包括可能的自杀、自伤等危险行为。巩固期治疗强调症状的彻底缓解或消失，并能维持疗效。维持期治疗的主要目的是提高治疗依从性，预防复发，尽量降低复发风险或者延缓复发的时间。

共同参与治疗是指由于双相障碍的慢性间歇或循环发作性的特点，使得治疗周期漫长。需要取得患者和家属的认同和合作，必须对双方进行心理健康教育。

（易正辉）

—— 专家简介 ——

易正辉

易正辉，主任医师，上海交通大学医学院博士研究生导师，上海交通大学心理学专业硕士生导师，上海市精神卫生中心临床八科主任。中国心理卫生协会危机干预专业委员会常务委员，上海市医学会精神医学专科分会委员。

61. 明明是抑郁，为何医生不给抗抑郁药物而是继续"抗躁狂"

抑郁可见于多种疾病，比如抑郁症、双相障碍等。如果是双相障碍的抑郁相，虽然抑郁的表现和普通的抑郁无异，治疗方法却差异悬殊。首先，双相抑郁的治疗不一定都要用抗抑郁药。医生需要评估多个因素，包括抑郁的严重程度、持续时间、既往发作特点以及转躁风险等，从而建议是否需要使用抗抑郁药物。其次，双相障碍的治疗，要以心境稳定剂为主。所谓"抗躁狂药"应该指的就是心境稳定剂。按照目前国内外双相障碍治疗指南，双相障碍患者不论处于何种类型的发作，都建议以心境稳定剂为主要治疗药物。临床中常用的心境稳定剂，如碳酸锂、丙戊酸盐、拉莫三嗪等都是常用于双相障碍治疗的心境稳定剂。除了上述心境稳定剂外，近年来的研究也充分证实，非典型抗精神病药物也具有较好的心境稳定剂的作用，因此也常用于双相障碍的治疗。

（洪　武）

62. 双相障碍何时可以停止治疗

双相障碍是一种容易复发的疾病，终身复发率达 90％以上。因此，双相障碍的治疗需要巩固治疗和预防复发的治疗。双相障碍的治疗目标，不仅仅是控制病情，更需要关注预防复发、社会功能的康复和生活质量。根据《中国双相障碍防治指南》，双相障碍的治疗分为急性期、巩固期和维持期。维持期治疗目的在于治疗发作间隙期亚症状、提高心理社会功能、防止新的躁狂/轻躁狂或抑郁发作、维持持续的心境稳定。对于患者而言，仅有症状缓解是不够的，还需要全面功能的恢复。因此，在预防治疗中，药物治疗外应辅以心理治疗，通过心理干预传递药物相关知识和理念，提高药物治疗依从性。在预防复发的过程中，由于药物潜在的伤害可能，有必要去评估个体治疗过程中的利弊风险，以平衡疗效和安全性。

急性期治疗一般 6～8 周，巩固期治疗一般 2～3 个月(躁狂发作)和 4～6 个月(抑郁发作)，而维持期治疗时间需要医生仔细评估，包括症状特点、发作次数、心理事件、酒精等精神活性物质的使用、社会支持系统等多种因素。一般地说，维持期治疗短则 2～3 年，长则 5 年，甚至有些复发风险很高的患者，可能需要长期或终身服药。

（洪　武）

63. 家人怎样帮助双相障碍患者

双相障碍患者特别需要家人和社会的支持和理解。作为亲人，最重要的一点是督促服药。在家庭或工作中，患者容易感觉被忽略或被抛弃，因此特别需要家人给予情感上的支持，多一些陪伴、支持和鼓励。可以多学习双相障碍的知识，如认识躁狂及抑郁相的征兆，发现有一些零星的症状时，如明显话多了、睡眠不太好了、早上醒得特别早、食欲减退等，及时陪伴患者就诊。鼓励他坚持治疗；和他一起做事，提醒他看医生的时间以及帮助他记录下他服药的时间、剂量等；帮助他认识到酒精或毒品会导致病情更加严重；有时他会排斥你，记住这可能是病情的一部分，特别是转相时。

　　不建议这样做：①过度的关心和溺爱；②放纵；③对生活、工作和学习过度放低要求；④小心翼翼。越是小心翼翼，越是会让他觉得自己是弱势群体。当然，那些特别刻薄、特别敏感的话就别说了。

（洪　武）

焦|虑|障|碍|篇

64. 害怕出丑、不敢当众讲话也是病吗

在日常生活中,有一些人对社交环境或公众场合过分恐惧,不敢当众讲话,害怕自己在这样的场合中表现紧张,引起难堪,这实际上是社交恐惧的表现。社交恐惧症属于焦虑性神经症的一种,即在社交场合会不可控制地诱发焦虑体验,然后对社交场合出现持久、明显的恐惧和回避。其实质是怕被人审视,怕自己表现不当。患有社交恐惧症的人,也知道自己的反应过分或不合理,但无法控制,害怕与人见面、交谈或当众发言,回避社交;不得不面对社交场合时表现局促不安或手足无措,出现手心出汗、脸红、心跳等紧张表现,甚至对参加聚会、打电话、到商店购物或与权威人士交谈都望而却步。对很多人来说,暴露于公众场合,或多或少都会有紧张感,但并非不可控制,且大多能自我克服,不会影响社交。对社交有恐惧的人,对社交场合的恐惧明显超出普通人,以至于只要处于社交场合,就会引发异乎寻常的焦虑感。为了避免类似窘境,他们大多回避社交活动,逐渐变得自我封闭,无法正常生活;严重者离群索居,给工作、学习、人际交往带来极大困难。

(金海燕)

—— 专家简介 ——

金海燕

金海燕,上海交通大学医学院附属瑞金医院心理科副主任医师。上海市医学会精神医学专科分会青年委员。

长期从事精神心理科临床及研究工作,并致力于心理健康知识的传播及普及。

▶ "上海瑞金心理"微信公众号

65. 如何克服社交恐惧

要认识到自己可能存在的不恰当认知或想法，如：我一定给别人愚蠢的印象；我绝不做自己不擅长的事，因为无法忍受自己在别人面前是软弱不完美的；我不想在别人面前出丑，不想引人侧目，因为他们可能对我有负面的想法；所有的人都必须喜欢我，至少也要承认我的能力，否则我的人际关系很失败。

学习通过正反两面对比，将这种想法相对化。以自己的认知模式去预测，然后在现实生活中加以检验，也就是透过观察行为结果来检验自己的预测，以驳斥推翻自己的核心病理信念。

进行社交行为能力训练。包括与人礼节性交往的技能，如遇见熟人时，要主动迎上前去，注视对方的眼睛并微笑着向人问好；学会观察别人的长处，然后以礼貌而真诚的态度称赞对方；别人为你做了事，你要用具体的行为（写信致谢或送件小礼物等）表达谢意。练习的最初阶段，可以选择外向、开朗、随和的同龄人，他们通常会很容易接近并会积极回应你的友好，而且你可以向他们学习与人相处的经验。训练与人交谈的沟通技能，例如选择话题的能力，一般要选择那些别人有兴趣而又不会引起太多争议的公共话题。其他包括肢体语言要积极，人际空间适中，让人感觉随意友好；坐姿放松，微微倾向于对方；目光专注，正视对方；面部表情微笑或表情丰富；语速适中，语调热情有活力，语音柔和亲切。提高倾听的技术，专注而不作价值判断地听，通过提问反馈你的理解和关注，通过观察非语言信息增加对他人的理解，用换位思考提高对他人的理解力。还有插话的艺术，插话要尽可能围绕原有的话题，可以就你不清楚的地方提问，也可以就你知道的地方加以补充，还可以表达你的不同意见，但不论哪一种，你都要在别人一句话说完后再介入。

（冯　威）

—— 专家简介 ——

冯　威

冯威，副主任医师，硕士研究生导师，同济大学附属同济医院精神医学科副主任。中国睡眠研究会睡眠与心理专业委员会委员，上海市医学会行为医学专科分会青年委员会副主任委员。

66. 不断练习能治好恐惧症吗

看见猫、狗、蜘蛛吓到花容失色？与陌生人谈话时面红耳赤、心跳加速，不敢直视对方？处在密闭的空间里感到心慌、胸闷、呼吸困难……如果你存在上述症状，并且这些症状已明显影响了你的生活，那么你可能是患上了"恐惧症"。先别慌，恐惧症并不恐怖，不断地练习使自己逐步适应害怕的事物或情境，将能够有效治疗恐惧症。

开始练习之前，我们先需要制定一个"恐惧等级表"，列出从轻到重多个恐惧的等级。假设你非常害怕狗，甚至看见狗的图片或视频也会感到十分紧张，等级从低到高可分别列为 5 个等级：①看狗的图片或视频；②看见真的狗，距离自己十米远左右；③狗从自己身边走过；④用手抚摸狗的毛；⑤狗舔自己的手。根据建立的等级表，从最轻的恐惧等级开始，练习观看有关狗和人类和谐相处的视频，并在紧张、恐惧时进行肌肉渐进性放松及反复深呼吸，减轻焦虑。开始你会觉得非常紧张恐惧，重复练习后，恐惧感逐渐降低到轻微水平。经过一周左右的练习，你将可以平静地观看狗的图片或视频。随后进入下一阶段的练习，同上一阶段一样，在面对真实的狗感到紧张、害怕时，进行肌肉放松和呼吸训练，直到恐惧感完全缓解，直到你能够与狗近距离接触、抚摸狗，让狗舔自己的手，最终达到治疗目标。

上述练习方法，其实正是认知行为治疗中的暴露疗法，通过将自己暴露在令自己感到恐惧的情境中，利用放松训练让自己缓解焦虑，直到恐惧感消失。通过这样的不断练习，可以逐渐适应恐惧的事物和情境，从而摆脱恐惧症的困扰。

（王　振）

67. 老担心自己会感染艾滋病是病吗

担心自己会感染艾滋病，俗称"恐艾症"，是一种对艾滋病的恐惧，并伴有焦虑、抑郁、强迫、疑病等多重心理症状的疑病性神经症。患者多有对艾滋病传播途径的误解及预防知识的缺乏。担心自己会感染艾滋病的人可能有过高危行为，知道艾滋病的起因和严重后果，联想到自己可能会被传染，因而感到惊恐不安。也可能根本没有过高危行为，其恐惧完全出于自己的主观想象及联想。有时明明知道不可能，仍无法克制担忧。他们整日提心吊胆，想到或看到艾滋病的字眼都会紧张不安，时时担忧自己不慎碰触到可能被感染的物品如血液制品，回避相关的场合如医院，或自认为接触到不洁物品而反复清洗等，可能会反复做艾滋病抗体检测，但对阴性结果又持怀疑态度。另外，对身体症状非常敏感。担忧恐惧而导致精神紧张，很容易产生一系列身体不适的症状。一旦出现不适，便认为自己得了艾滋病，如临大敌，万念俱灰。艾滋病病毒传播途径局限于性、血液及母婴传播，日常生活及工作接触并不会传染，一般人群大可不必谈"艾"色变。症状严重时，需要接受专业心理咨询或治疗。

（金海燕）

68. "洁癖"也是病吗

"癖"指对某种事物的偏好和嗜好，"洁癖"就是对清洁的偏好，通俗讲就是对干净的要求超过大多数人，喜欢清洗、打扫或整理。本来，爱干净、讲卫生是一种良好的生活习惯，应该提倡，但过分注重清洁演变为一种烦恼时，就要警惕可能是患上了强迫症。

强迫症有很多类型，其中清洁强迫最为常见。多数患有清洁强迫症的人，对"脏"或"病菌"过分恐惧。患者总认为自己的手、身体或碰触到的物品是脏的或被污染的。他们习惯于重复同样的清洗活动，比如洗手、换洗衣物、打扫房间等，或者在外面不碰触任何物品，保持自己不被污染。有时，明明知道没有必要，只是出于厌恶或恐惧脑海中出现的不干净或被污染的念头，试图通过清洗来减轻或消除恐惧念头带来的焦虑感。起初，清洗行为会带来安全感和轻松，但随着不断重复，清洗行为会逐渐失控，患者明明知道清洗已没必要，但无法停止。患者陷入"怕脏—清洗—失控"的循环中，痛苦不堪。部分患者可意识到自己的"洁癖"行为是过分的，会有意克制，但往往陷入"强迫—反强迫"的纠结中。少部分患者对自己的清洁行为完全没有认识，乐此不疲，大部分精力消耗在强迫清洗中，严重影响日常生活状态。

（金海燕）

69. 反复严重胸闷、心慌、气短却查不出异常，会是心理问题吗

胸闷、心慌、气短是心脏病最常见的症状，出现类似不适，患者往往会想到是

心脏出现问题。但到医院就诊，有关心血管疾病的相关检查均显示正常或仅是轻微病变，不足以引发如此严重的不适。

其实，胸闷、心慌、气短等症状不仅仅是心血管疾病的征兆，也会出现在某些心理障碍者身上，如惊恐症。惊恐症又称惊恐发作，是焦虑症的一种。典型的发作是患者在日常活动，如看书、就餐、做家务，甚至散步休闲时，突发强烈的不适感，包括心慌、胸闷、气短、头晕、手脚麻木等心脑血管非特异性症状，还伴有强烈的紧张恐惧，严重者有明显的失控或濒死感。持续时间不等，数分钟到十几分钟，可自行缓解，缓解后一切正常，但有反复发作的倾向。因发作强烈，令人难以忍受，在发作间期仍有对再发的恐惧，整日惴惴不安。患者因此不敢独处或外出活动，日常生活明显受限。所以，一旦身体出现类似于器质性疾病的非特异症状，无法明确指向某一疾病时，相关躯体检查亦无异常或仅是轻度异常，要想到心理疾病的可能，及时进行针对性治疗。

（金海燕）

70. 眼前总出现曾经遇到的车祸怎么办

这种现象称为闪回，是指反复闯入的创伤性回忆，让人仿佛再次回到当时的情境，再次感受到强烈的恐惧、害怕等心理反应，或出现心跳加快、出汗、呼吸加快等生理反应。

闪回最常见于创伤后应激障碍（以下简称为 PTSD），是指对异乎寻常的威胁或灾难性应激事件或情境的延迟和/或延长反应。这种应激包括天灾人祸（如 9 · 11 事件、汶川地震等）、战争（如伊拉克战争等）、严重事故（如车祸、火灾等）、目睹他人惨死等。

PTSD 患者除了闪回之外，还常常存在"回避"以及"警觉性增高"等表现。"回避"是指患者为了不再体验当时的创伤，拒绝回到事件发生的地点或类似的场所，不愿提及或讨论有关的事件。同时，他们选择与外界疏远、隔离，导致"情感麻木"。"警觉性增高"是指一旦有与创伤相关的事情发生，或者类似场景发生，患者会突然情绪失控，容易与他人发生争执，暴怒，睡眠质量差，难以入睡或容易惊醒，梦中会出现与创伤场景相关的梦境。

若不及时治疗干预，PSTD 会导致患者"疯"掉，甚至产生严重的抑郁等。因此，若不幸遇到了严重事故而又出现了上述症状，一定要及时就医。PSTD 的治疗方法主要有两种：心理治疗和药物治疗。心理治疗常用方法有应激免疫训练、系统脱敏治疗、延长暴露、视觉暴露等。药物治疗多作为心理治疗的辅助，常以苯二氮䓬类药物缓解急性的恐惧、心跳呼吸加速等症状，长期治疗则以抗抑郁药物为主。另外，亲人朋友的理解、支持与陪伴都是促进患者恢复的"良药"。

（骆艳丽　梁韵淋）

71. 总是不舒服却查不出原因，是怎么回事

在医院里有这样一群患者，他们身体上总有很多不舒服，最常见的是疼痛，往往是这儿痛那儿痛，部位不确定，"窜来窜去"，一会儿是酸痛一会儿是针刺样痛，有时候又会出现胃胀、腹泻或者头晕，甚至出现"讲不出的难过""难以形容的不舒服"。这些症状往往不能用一种疾病来解释，导致他们反复到多家医院多个科室就诊，我们称之为"doctor-shopping"（逛医行为），就是像逛商场一样"逛"医院、"逛"科室、"逛"医生。

这种情况很可能是一种心理疾病——躯体症状障碍。这类患者存在一种或多种躯体症状，并持续超过 6 个月以上，对不适症状过度担心，花费大量的时间和精力检查治疗，然而收效甚微，在辗转多家医院后才逐渐意识到其根源在"心理"。

躯体症状障碍是在个体生物学改变的基础上，由患者的人格、既往经历以及继发性获益等社会心理因素综合影响导致的。一旦确诊为躯体症状障碍，建议及早采用多维治疗，即"药物治疗＋心理治疗＋其他辅助治疗"。目前药物治疗以抗抑郁药物为主，如 5-羟色胺和去甲肾上腺素再摄取抑制剂（SNRIs）和选择性 5-羟色胺再摄取抑制剂（SSRIs），这类药物主要通过增加突触间隙 5-羟色胺和去甲肾上腺素的浓度，从而改善躯体症状。至于心理治疗，主要包括精神动力学心理治疗和认知行为治疗，一般认为不愉快的生活事件、工作压力或内心冲突是躯体症状障碍的主要原因，心理治疗有利于帮助患者找到"心结"，并且引导患者学会打开"心结"。当然，除了药物治疗和心理治疗，跑步、游泳、练太极、做瑜伽、音乐放松、生物反馈等，都有助于躯体症状的减轻和缓解。

（骆艳丽　梁韵淋）

72. 冠心病为何要看心理医生

冠心病患者都认为自己有颗"脆弱的心"，一旦出现胸闷、心慌等症状，总是

担心自己的心脏病又犯了,频频去看心内科医生,但经常被告知心脏的情况尚稳定,可以去看看心理医生。这让患者很是纳闷:为什么明明自己感觉是心脏有问题,却没有检查出来,还让去看心理医生,难道"我是精神病"? 有些冠心病患者开始不能接受这样的建议,但看过精神科或心理科医生后,有时却出现意想不到的效果。

患者感觉的心慌、胸闷、乏力等症状是真实存在的,只是这些痛苦的感觉却不是心脏本身出了严重问题所致,而是紧张、担心、无助等不良情绪导致的。冠心病、心梗等多种心脏病患者都非常容易同时伴发焦虑、抑郁、躯体症状等障碍,这些障碍会让患者有很多躯体不适的感觉。精神科或心理科的医生对症状轻者可能采取心理治疗,重者则需要使用抗焦虑抑郁的药物治疗。大家经常听到的"双心医学"就是指对心内科的患者要重视心理科问题的识别与处理。所以,心内科医生建议多年的冠心病患者看心理医生,多出于这方面的考虑。

(邵春红)

—— 专家简介 ——

邵春红

邵春红,副主任医师,复旦大学附属华山医院精神医学科副主任。中华医学会精神医学分会青年委员,中华医学会神经病学分会神经心理协会委员。

73. 换人工膝关节多年了,为什么仍然膝关节痛

人工关节手术后多年依然膝关节痛,在骨科的关节置换术后很常见。通常,这类患者会反复去骨科检查,总感觉自己的关节有问题或哪里没有做好,但无论怎么检查,无论看多少位骨科医生,都没有发现新换的人工关节有任何问题。患者每次与医生述说自己关节痛的时候,都很委屈、很悲伤。时间久了,骨科医生也感觉这样的患者很难缠,家人慢慢也不陪伴患者去看病了,感觉患者很"作",明明检查都正常,医生也说没问题,可患者却总是整天说关节痛。

其实,他们的关节疼痛感真实存在,只是这种疼痛不是由于关节本身的问题所致,而是与患者的情绪有关。手术对于任何患者都是一种严重的应激,无论手术前后,患者普遍存在心理紧张、抑郁、焦虑及恐惧等应激反应。如果这些不良情绪没能及时疏导或处理,一直持续存在,那么患者的情绪会始终处于焦虑抑郁的状态中,这些情绪会导致患者脑内管理疼痛的神经物质减少,使得患者感受疼

痛的神经传递增强,抑制疼痛感觉的神经传递减弱。此时,需要精神科或心理科医生帮助解决。

(邵春红)

74. "逢考必慌"是病吗

面对考试,我们多少都会有些紧张,这是正常的。适度的紧张有助于我们提高效率、发挥出更高的水准,但如果这种紧张情绪严重影响注意力集中,出现一系列身体上的不适,影响正常水平发挥,便可称之为考试焦虑。这是一种偏向消极的情绪反应,是指在应试情境激发下,受认知、人格等身心因素制约,以担忧为基本特征,以防御或逃避为行为方式,所表现出的消极情绪反应和不良生理反应。

考试焦虑受到很多因素影响:一方面,考生自身的身体状况、人格特质、考试动机、自我期望、知识储备、应试技能等的差异都会导致不同的情绪反应,如有些考生"总是觉得自己没有准备好",或是夸大考试成绩的影响,如暗示"自己如果考不好,爸妈就不爱自己了"等,在这些错误认知影响下,考生压力必然会增大。另一方面,家长的教育、学校的学习安排、社会的舆论导向等也会对考生产生影响,如有些家长寄予过度高于现实的期望、学校密集的考试安排、成绩排名、营造的紧张气氛、社会上"一考定终身"的言论等都在助长孩子的焦虑情绪。

考试焦虑会直接影响学习能力和考试成绩,在一次考试失利后焦虑情绪可能会进一步发展,导致下次考试更加糟糕,这是一个恶性循环。考生应接受焦虑情绪的存在,克服引起焦虑的错误认知,正视考试所带来的影响,必要时可求助心理咨询,接受科学干预,如认知行为疗法、放松训练、森田治疗等。

特别提醒

考试焦虑非小事,部分孩子焦虑情绪持久而严重,进而导致强烈的躯体不适,此时家长不应过分苛求孩子,而应寻找专业帮助。

(管晓枫　刘　娜　陆　峥)

75. 如何应对考前焦虑

一位苦恼的同学说,每到考试前复习阶段,他学习时总是注意力不能集中,脑子里一团糟,不能静下心来,学习效果很差,担心无法应对考试。进入考场前会出现心跳加速、恶心想吐、频繁如厕,拿到试卷会出汗手抖、大脑一片空白。这位苦恼的同学属于考试焦虑。产生考试焦虑症的原因很多,主要有以下几个方面。

(1) 对成绩考不好的担心,担心他人对自己的评价,担心自己的形象会受到影响,担心自己的前途会受到影响。

(2) 平时学习不踏实,知识掌握不牢,到考试时会紧张、害怕、无所适从。

(3) 目标较高,动机过强,过分看重考试的作用,为自己的行为设定了较高的标准。

(4) 自己的焦虑性格,也就是说遇到大小事情都容易紧张、焦虑,担心会给自己带来不利或者担心自己没能力去解决面临的问题。

针对考试焦虑症,调整的方法有以下几种。

(1) 平时打好学习基础,只有对所学的知识融会贯通,到考试时才会应对自如,才不会出现紧张、焦虑。在平时的学习中,尤其要注意学习效率,培养较强的时间观念。

(2) 根据自己的实际情况确定符合自己的考试目标,考试目标(分数)定得太高,与自己的实际能力相距甚远时,就会加剧焦虑情绪。

(3) 应该调整作息时间,不要把自己搞得太疲劳。在休息方面,既要注重静态休息,即保证充足的睡眠,更要注意动态的休息,如适当运动、放松等。

(4) 改变消极的自我暗示,用更加客观真实的自我认知代替。

(5) 根据自己平时的习惯,找出让自己放松的有效方法。因为在日常生活中,每个人放松自己的方法各不相同,可以看看电视、听听音乐、打一场篮球、做瑜伽,都不失为放松自己的良好方法。

(6) 如过于紧张焦虑,可寻求专业医生帮助,必要时可药物治疗。

(安孝群　冯　威)

76. 克服焦虑的措施有哪些

(1) 暂停和减速。放慢呼吸的频率,放慢奔驰的思绪,从头到脚放松整个身体,然后慢慢恢复原来的行为。

(2) 聚精会神地勾画一幕令人放松的场景,然后设想身临其境。

(3) 如果条件允许,散散步、聊聊天。

（4）想象有一位你信得过，并且他也信任你的人正和你在一起，给你勇气。

（5）回忆你处理类似局面的成功经历，或者回味过去成功时所经历过的美好感觉。

（6）将注意力集中在周围的具体事物上，试着观察一下细节或对看到的每件物体提问。

（7）从20起倒数，或者倒叙让你感到高兴或平静的事。这些人或事可以来自回忆，也可以来自想象。

（8）考虑一件你有兴趣的事。计划一下白天或晚上的安排，回忆你所看过的你最喜爱的明星的电影；设想一下一桌丰盛的晚宴，想象你在品尝每一道菜。

（9）把自己想象成一位你仰慕已久的人，然后想他所想、做他所做、感他所感。

（10）提醒自己，焦虑状态会结束的，一定会的。

（11）提醒自己，焦虑并不危险。

（12）打个大哈欠，从头到脚舒展身体。

（13）发誓不让焦虑占上风，你会战胜它。

如果上述的努力都失败了，深吸一口气并尽量延长屏气时间，然后慢慢地呼出来，这样身体上的焦虑症状会减弱或消失。

（冯　威）

77. 为什么焦虑症要用抗抑郁药治疗

随着医学科学发展，研究发现，焦虑时大脑内处于一种异常的功能状态，有些药物通过特定的作用，可以帮助大脑恢复到正常的功能状态，这些作用是药物治疗焦虑的生物学基础。目前常用的抗焦虑药物分两大类，一类是抗焦虑药物，包括有苯二氮䓬类和5-羟色胺受体激动剂；另一类是具有抗焦虑作用的抗抑郁药，如选择性的5-羟色胺再摄取抑制剂、5-羟色胺和去甲肾上腺素再摄取抑郁剂和去甲肾上腺素及特异性5-羟色胺能抗抑制药。后者的药物说明上有抑郁症的适应证，但同样也适用于焦虑症的治疗，因为这两大类疾病在生物学基础上有着相似的改变，所以它们对抑郁、焦虑均有效。这些药物因安全性较好、不良反应相对较小、起效快、疗效较好、没有成瘾性，在临床中经常用于焦虑症的治疗。

（冯　威）

生理|紊乱|篇

78. 如何早期识别神经性厌食

神经性厌食,是指有意地严格控制进食,使体重下降至低于正常体重的85％,此时仍害怕发胖或拒绝正常进食的一种进食障碍。大部分神经性厌食患者首次接受治疗时已经发生体重显著减轻、月经紊乱、抑郁等,治疗难度大、疗程长。因此,早期识别神经性厌食尤为重要。

体重明显下降,甚至出现"皮包骨",至医院检查均未查出病因;进食量及用餐次数明显减少,仅食用米饭或素菜,拒绝荤菜及含油食物;进食后自我催呕;运动量过度增加。出现上述情况,应警惕神经性厌食。

判断是否有神经性厌食方法有如下几点。

(1) 明显的体重减轻:比正常平均体重减轻15％以上,或者体重指数[体重(千克)÷身高的平方(米)^2]等于或低于17.5。

(2) 自己故意造成体重减轻:回避"导致发胖的食物"、自我诱发呕吐、过度运动、服用泻药或利尿剂等。

(3) 常有"病理性怕胖":持续存在的异乎寻常的害怕发胖的观念,并且给自己制订一个过低的体重界限。

(4) 常伴有内分泌功能紊乱:女性常表现为闭经(连续3个月经周期),男性表现为性兴趣丧失,也可有甲状腺素代谢异常等。

(5) 厌食症状至少已3个月。

(6) 排除躯体疾病所致的体重减轻。

特别|提醒

神经性厌食的治疗首选多学科协作治疗,是指由心理科、营养科、心内科、内分泌科、妇科等多科室医生共同组成治疗小组,共同解决其心理及生理上的问题。同时,需要家属帮助患者纠正歪曲的认知,与患者一起制定进食计划,陪同患者进行药物或心理治疗,给予患者关心与鼓励,密切关注患者的情绪变化。

(骆艳丽　梁韵淋)

79. 暴饮暴食也可能是"厌食症"吗

　　厌食症是一种进食障碍，患者对体重增加过分恐惧，为保持体重和苗条体形而刻意节食或过度体育锻炼，往往导致饮食失控，身体极度消瘦，甚至危及生命。厌食症的典型表现是不吃，但在一些患者身上也会出现阶段性的暴饮暴食。患者在短时间内吃下大量食物，之后又通过催吐或服用泻药等方式把食物排出。厌食和暴食相互对立，但实际上两者有着千丝万缕的关系，是同一疾病的两种存在形式。厌食症患者在患病之初可能有意控制饮食，有选择地吃、少吃或不吃。但由于长期节食，进食中枢的功能被扰乱，相当一部分人会出现不可抑制的进食冲动，在短期内进食大量高能量的食物。暴饮暴食后，又产生强烈的内疚感或恐惧体重增加，继而采取各种手段清除食物。因体重下降不明显，会加剧对体重增加的恐惧，重新陷入新一轮的节食努力中，厌食与暴食往往交替发生。所以，厌食症不仅仅只有厌食，暴饮暴食也可能是厌食症的表现。

（金海燕）

80. 辗转反侧睡不好怎么回事

　　对许多人来说，辗转反侧睡不好可能有多种原因，比如说遇到烦心事或特别令人兴奋的事，喝了浓茶、咖啡后如"翻烙饼"般无法入睡，还有些人因长时间的旅途出现时差的问题等。一般地说，大多数人往往一两天睡不着以后，自然就恢复以往的睡眠节律。除了单纯的失眠以外，大多数的焦虑和抑郁症患者几乎均有失眠，失眠是重要的临床表现之一。另外，各种躯体疾病伴发的疼痛也会让人无法平静入睡，躯体疾病所致的难以平卧或呼吸不畅、喘憋等均能导致入睡困难、失眠。还有一些有中枢性兴奋作用的药物也能够引起失眠，例如肾上腺皮质激素、氨茶碱、异烟肼、选择性 5-羟色胺再摄取抑制药等。含咖啡因的食物、酒精、减肥药，或一些不健康的生活习惯，如睡前大量吸烟等均能导致入睡困难。当在这些因素消除后，睡眠状况仍然没有改善，还是有入睡困难、睡眠浅、夜间易醒和凌晨早醒、醒后难以再次入睡，且持续一定时间，我们才认为睡眠出现问题了，可能得了失眠症。

（陈　华）

81. "日夜颠倒"是病吗

一般地说,"日出而作、日落而息"是我们人类的作息习惯,但自从电灯普及,作息时间发生了巨大的变化。特别在这个全球一体化的时代,有些外企要保持全球同步,不得不日夜颠倒配合国际化的节奏。许多工种也因为职业的特殊性,需要夜间值班,有时候也不得不日夜颠倒,这些情况都是客观因素。

当然,也有部分主观的"日夜颠倒",也要去分析具体原因。有些青春期的孩子在与父母沟通有困难的时候,会选择日夜颠倒,避免与家人交流,以免产生冲突,如白天整天躺在床上睡觉或发呆,只是偶尔起床吃几口饭,到了晚上就如活神仙,看书、打游戏、上网聊天,对于这些情况可能需要做一些干预了。

另外,在老年人群中也会有部分"日夜颠倒"的情况。他们白天昏昏欲睡,到了晚上兴奋不已,有时还会手舞足蹈、大喊大叫,仿佛还看到一些奇奇怪怪的东西,特别在高龄、伴有多种躯体疾病的患者、老年认知功能障碍的患者中,也较多会出现类似"日夜颠倒"的情况。这种情况可能是老年谵妄的表现,在严重躯体疾病(如肺炎发热)、手术后或使用抗生素、皮质激素后会出现明显的日夜颠倒,晚上兴奋躁动甚至胡言乱语,白天表现貌似安静、昏昏沉沉,这时需要及时就诊治疗。

(陈　华)

82. 何时需要吃助眠药物

失眠是日常生活中比较常见的现象,往往持续时间不长,一两天后自然恢复以往的睡眠节律,这种情况可以不用药,也可以临时用药。许多慢性失眠患者通过改善睡眠习惯等,失眠问题就能获得解决或得到缓解。

当持续一两周都睡不好的时候,白天感到疲乏无力、精力不济,注意力无法集中,工作效率差,到了晚上又会担心睡不着觉,这种担心恐惧的心理往往又会加重失眠,如此循环往复。长期失眠还会导致情绪波动、个性改变,酒精和/或药物依赖。所以说,失眠要分析排查是单纯失眠还是焦虑抑郁情绪的表现,还是由慢性疼痛、平卧困难、喘憋等因素所致,需要针对病因具体情况对症处理。

失眠虽然不是严重的疾病,但对健康至关重要。出现睡眠障碍的时候,需要寻求专业的帮助来改善睡眠。通过白天适当增加户外活动,睡眠限制法、刺激控制法、放松训练等行为治疗改善失眠。运用这些方法后，睡眠状况仍然没有改善，还是有入睡困难、睡眠浅、夜间易醒和凌晨早醒、醒后难以再次入睡，有些表现睡眠感缺失，我们认为睡眠出现问题了，可以使用药物治疗。治疗药物是治疗失眠的主要手段之一，药物通常作用快、疗效肯定。药物的使用应根据每个人的具体特点，结合药物特点选择用药，不建议拿其他人的安眠药来尝试，最好请专业的医生指导具体用药。

（陈　华）

83. 为什么有时失眠要吃治疗抑郁症的药

　　失眠可由多种因素引起，大多数和心理生理因素有关。失眠是许多心理疾病的临床症状，如抑郁症，主要表现为入睡困难、睡眠浅或早醒，焦虑症患者也常常伴有失眠症状。出现失眠时，专科医生会根据患者的病史及临床特征进行综合评估，根据评估结果给予相应的治疗方案与建议。如果医生经过详细评估与精神状态检查后，给予抗抑郁药物治疗，说明失眠症状只是抑郁障碍的一个症状，即失眠症状是抑郁情绪所致，经过抗抑郁药物治疗，睡眠障碍也会相应好转，仅用镇静安眠药就是"治标不治本"了。需要说明的是，抗抑郁药一般需要1～2周方能起效，早期也会联合使用一段时间镇静安眠药。

特别提醒

　　人是"身心合一"的，很多情绪没有表达出的东西，身体会通过生病的方式如躯体疼痛、失眠等"表达"出来。身体出问题的时候，也是我们审视自己内心的时候，可能就会发现原来这是"情绪在说话"呢。

（赵　敏）

—— 专家简介 ——

赵　敏

赵敏，博士研究生导师，主任医师。中国药物滥用防治协会副会长。

84. 孕期和哺乳期可以服安定类药物吗

　　安定类药物是指苯二氮䓬类抗焦虑药物，有抗焦虑和镇静助眠的作用。由于激素水平变化、各种外在压力、家庭角色的转变、将为"新手妈妈"的困惑、家庭支持的缺乏，或者本身有情绪或睡眠问题等，女性在怀孕期及产后易出现失眠、焦虑等问题，无论对新妈妈还是宝宝都会造成严重的影响。如果症状不严重，通常不建议用药，可以考虑寻求心理医生的帮助，保持健康的生活和睡眠习惯，学习调整情绪的方法，转变不合理的心态等。如果症状严重干扰患者的生活，则需慎重选择安定类药物，尽可能短期用药。有证据显示，妊娠早期服药可能增加新生儿唇腭裂的风险，妊娠期服药可能导致新生儿幽门梗阻、消化道闭锁、低体重儿及早产儿等。安定类药物都有不同程度的成瘾性，长期或不恰当的使用都容易"上瘾"，导致耐受性增加和依赖，突然停用还可能引起情绪波动、身体不适等撤药反应，如果孕期服用这类药物，分娩后宝宝也可能会出现撤药反应。产后也不建议用药，如果不得不用药，建议停止哺乳，采用人工喂养。

（刘晓华）

认|知|障|碍|篇

85. 记忆力不好就是痴呆吗

　　记忆是人脑对经历过的事物的识记、保持、再现或再认，它是进行思维、想象等高级心理活动的基础。目前认为，人们从 25 岁左右，记忆力就出现了连续而有规律的下降。从那时起，人们的短期记忆、长期记忆和信息处理速度均开始变差。到了老年期会出现老年良性健忘症，这是老年人最为常见的记忆力下降，特点是老人与自己以前相比记忆力有所下降，但与年龄相当的大部分老年人相比记忆能力无明显下降。也有部分老人总是觉得自己的记忆力大不如从前，但实际上这种记忆损害根本不影响正常的生活，记忆力评估结果也在正常范围内。

　　如果是所谓的老年性痴呆，除了记忆下降之外，还经常伴有失语、失用、失认、视空间技能损害、执行功能障碍以及人格和行为改变等全面性痴呆表现。在影像学、神经心理学、脑脊液检测、基因检测中会有相应指标出现异常变化。因此，诊断标准是比较高的，并非单纯的记忆下降都可归为此病。

　　记忆力不好并非意味着痴呆，只有病理性的记忆力下降并满足了一些条件后才能称之为痴呆。

（王　涛）

—— 专家简介 ——

王　涛

王涛，副主任医师，硕士研究生导师，上海市精神卫生中心老年一科副主任。擅长老年神经认知障碍和情感障碍等诊断和治疗。

86. 哪些症状提示痴呆越来越重

　　记忆变差常为痴呆首发及最明显的症状，如经常忘记重要的约会及许诺的事，常有记不清具体的时间，很难完成简单的计算等，这个时候还能完成熟悉的日常活动。患者的个人生活能力轻度受损，变得缺乏主动性、活动减少、孤独、自私、对周围环境兴趣减少、对周围人较为冷淡，甚至对亲人漠不关心、情绪不稳、易激惹、对新的环境难以适应。

痴呆发展到中度时，就不能独立生活了。记性更差，日常用品丢三落四。刚发生的事情也会忘记，记不起自己的家庭住址及亲友的姓名，但尚能记住自己的名字。不能回忆自己的工作经历和自己的出生日期。容易迷路走失，甚至不能分辨地点。继之，出现不认识自己的亲人和朋友，甚至不认识镜子中自己影像的情况。

痴呆到了重度，记忆力、思维及其他认知功能皆因此受损。忘记自己的姓名和年龄，不认识亲人。语言表达能力进一步退化，患者只有自发言语，内容单调或反复发出不可理解的声音，最终丧失语言功能。患者活动逐渐减少，并逐渐丧失行走能力，甚至不能站立，最终只能终日卧床。

（王　涛）

87.　如何确定得了老年痴呆

首先是记忆力明显减退。经常忘记最普通的事情，并且事后也不能记起。有时会反复问同一个问题，但总也记不住答案，甚至会忘记自己曾问过这个问题，这是痴呆的症状。其次，完成日常家务变得困难。痴呆的症状为常常忘记原本会做的饭菜做法，即使能做饭，也常常忘了刚才已经做好饭了。

其他症状包括语言障碍，常常忘记一些字词，或是将不连贯的字词不合理地组合在一起，会用的词越来越少，令他们的讲话很难听懂。时间和地点定向能力丧失，会在家门口迷路或是在熟悉的街道里走失，同时也不会记得他们现在身在何处，是如何到这里的，又该如何回到原来的地方，有时会不认自己的家门，而走到邻居家。判断力明显减退，看电视剧时辨别不出正面人物及反面人物；分不清是电视节目还是真实世界，还会把塑料盆放在炉火上当铁锅加热等。思考归纳能力严重下降，稍微复杂的问题就不能理解或茫然不知所措。对事情的描述不清，不能用简短的语言对事情进行总结概括。不合情理地放置东西，比如将电熨斗放在冰箱里，把手表放在糖罐里，把冰激凌放床上，这些都是痴呆可能表现出来的症状。一旦出现这些症状，就要到专业的医疗机构进行诊治，以免错过最佳的治疗时机。

（王　涛）

88. 老年人患痴呆的概率有多大

实际上，任何人如果寿命足够长都有可能罹患痴呆。关于患病概率有两个概念，即患病率与发病率。患病率指某个时间段内，有多少人患有这个病，这个时间段可长可短。老年性痴呆因为仅针对老年人，因此通常会用年龄段来统计患病率。如调查显示，上海 55 岁以上老年性痴呆的患病率为 1.50％，65 岁以上患病率为 2.90％。广州市区 75 岁以上人群的老年性痴呆患病率为 7.49％。女性患病率高于男性，为男性的 5 倍。综合大多数的研究结果，老年性痴呆患病率随年龄的增加而升高，每增加 5 岁，患病率翻倍。可见，年龄越大，患病率越高。

另一个概念是发病率，一般指每年有多少新发病人，也就是说原来没有这个病的，在 1 年中得病的有多少人。上海地区 55 岁以上老年人群年发病率为 0.42％，60 岁以上发病率为 0.56％，65 岁以上为 0.89％。北京地区 60 岁及以上老年人老年性痴呆平均年发病率为 0.72％。西安地区 55 岁以上老年人老年性痴呆年发病率为 0.54％，65 岁以上为 0.69％。

要重视的是，在痴呆还没有发生前，有的老年人会先有轻度认知功能损害，此时已经可以检测到，或自我感受到记忆、逻辑、词汇量、处事能力等方面的减退，但尚未达到痴呆的程度。此阶段的干预或可延缓痴呆的发生。上海市精神卫生中心老年精神科肖世富教授课题组负责的"十一五科技支撑计划"进行的上海地区调查研究显示，60 岁以上老年人群轻度认知功能损害的患病率为 22.3％，年发病率为 9.69％。

究竟哪些因素会影响患痴呆的概率呢？第一是年龄，越老得病概率越高；第二是性别，女性的风险高些；第三是家族史，一些研究发现父母或兄弟中患老年性痴呆，本人患老年性痴呆的可能性要比无家族史者高出 4 倍；第四，社会心理因素也影响老年性痴呆的发病，低教育水平、长期情绪抑郁、离群独居、文化水平和语言水平低、丧偶且不再婚、不参加社交活动、缺乏体力和脑力活动等均会增加老年性痴呆患病概率。第五，脑外伤、癫痫持续发作，以及脑积水等原因均可引起老年性痴呆。

（王　涛）

89. 老年性痴呆能治吗

老年性痴呆是以大脑 β-淀粉样蛋白沉积和神经元纤维缠结为病理特征的

神经变性疾病,临床上以痴呆为主要表现。目前美国食品药品监督管理局(FDA)批准的治疗药物只有胆碱酯酶抑制剂和 N-甲基-D-天门冬氨酸受体拮抗剂这两类对症治疗药物。

清除大脑中淀粉样蛋白的疫苗在研究中,这一类药在理论上可以增加从老年性痴呆患者脑中清除淀粉样斑。静脉注射丙种球蛋白是治疗方法之一。健康人的血浆中存在丙种球蛋白,包括自然的抗 Aβ 抗体。体外试验已表明,人抗 Aβ 抗体能抑制淀粉斑原纤维的形成及其神经毒性作用。分泌酶抑制剂或激动剂也是治疗老年性痴呆的潜在药物。从理论上讲,此类药物可以延缓或阻止 Aβ42 形成及后续的神经病理过程。然而,由于药理作用机制及药物代谢的问题,此类药物的开发并不顺利。大家普遍认为,当患者已经被临床诊断为老年性痴呆时,再进行针对病因的干预效果并不好,目前干预的阶段已经提前到老年性痴呆的前期阶段,即轻度认知功能损害阶段,提示老年性痴呆早期诊断和早期治疗的重要性。近来针对老年性痴呆病理特征的治疗发展很快,但有效性和安全性仍是人们担忧的问题,将来这些药是否能够真正用于临床,造福于老年性痴呆患者,还需拭目以待。

(王　涛)

90. 痴呆患者为什么要吃抗精神病药

老年期痴呆的临床表现除认知缺损和社会生活功能减退外,几乎所有患者在病程中都表现有精神行为症状,一般称为痴呆的精神行为症状,包括幻觉、妄想、吵闹、攻击等。

针对这些精神行为症状的治疗,目的是减轻症状,增加患者、家属或照料者的舒适和安全。治疗过程中我们先要明确症状类型,以便选择合适的药物。抗精神病药主要是用来治疗精神病性症状,如幻觉、妄想、冲动攻击等行为。而安定类的药物除了具有镇静催眠,抗焦虑的作用以外,不具有治疗精神病性症状的作用,因此我们不选用。

抗精神病药物又是一把双刃剑,在治疗痴呆的精神行为症状的同时,锥体外系不良反应和迟发性运动障碍都可能加重痴呆的症状;抗胆碱能不良反应则可能加重认知功能缺损;过度镇静和体位性低血压易使患者跌倒及骨折。近年来,对抗精神病药(包括传统和新型药物)治疗老年期痴呆的精神行为症状存在许多争议。一些相关的研究显示,非典型抗精神病药治疗痴呆的精神行为症状的严重不良事件和死亡率高于安慰剂。

尽管争议很大，美国、欧盟和中国的痴呆诊治指南还是有条件地推荐非典型抗精神病药治疗痴呆的精神病性症状。对轻度的精神行为症状首先是非药物治疗和促认知药治疗。对前述治疗无效又影响患者和他人安全的严重症状，或者严重症状的应急治疗，临床医师在权衡利弊的情况下可谨慎使用非典型抗精神病。在治疗过程中要反复评价疗效和安全性，适当调整药物剂量。

（李晨虎）

91. 长期服安定类药物会不会痴呆

痴呆是指较严重的、持续的认知障碍。临床上以缓慢出现的智能减退为主要特征，伴有不同程度的人格改变，而没有意识障碍，主要包括阿尔茨海默病、血管性痴呆等。多起病缓慢，病程较长，故又称为慢性脑综合征。痴呆主要发生于老年期，而且年龄愈大，患病率愈高。根据国际疾病分类第 10 版（ICD-10）诊断标准，诊断痴呆的基本条件就是记忆和思维的减退，典型的记忆损害影响新信息的识记、贮存和再现，而远期记忆不受影响，但在痴呆晚期对于以前学过和熟悉的资料也可能会丢失。

安定类药物均属于苯二氮䓬类，为苯二氮䓬受体的激动剂，其药理机制就是加强 γ-氨基丁酸（GABA）在中枢神经系统各部位的抑制作用。其主要药理作用，除了抗焦虑、抗惊厥、骨骼肌松弛及镇静催眠以外，还具有遗忘作用。地西泮和劳拉西泮在治疗剂量时就可以干扰记忆通路的建立，从而影响近事记忆。

长期服用安定类药物，一定程度上会影响到近事记忆，但并不一定就会导致痴呆。然而，痴呆患者如果长期使用安定类药物却可能会加重病情。安定类的药物，通过减少神经细胞的兴奋性来镇静催眠，药物长期抑制大脑神经细胞的兴奋性，久而久之就会损伤大脑细胞，造成永久性的伤害，影响记忆力、认知能力等，加速老年痴呆进展。

（李晨虎）

92. 如何管理痴呆老人的用药

痴呆老人常服用改善认知功能的药物，出现精神和行为症状时也会给予必要的精神药物。他们往往还患其他躯体疾病，所服药物一般较多，因此药物管理很重要。

（1）合理放置：药物应放在老人拿不到或找不到的地方，避光防潮保存，根据不同功效分类放置，避免误食。定期检查药物是否过期，并及时更换。

（2）安全服药：痴呆老人常忘记服药、服错药、重复服药，所以需专人帮助按医嘱定时定量给药，配药时和医师商议尽量使用易吞咽药物，并了解药物的一般药理作用，确保正确服药，待老人服药后检查是否有遗漏。

（3）观测变化：需观察服药后是否有效，哪些方面出现改善，同时也需细心观察，如饮食、大便、血压、心率及常见的不良反应，如出现精神行为症状加剧时，要及时就医调整治疗方案。

（4）拒药对策：痴呆老人认知功能全面减退，往往不认为自己有病，猜疑被害也常见，认为给其服药是毒害他，所以他们常常拒绝服药，此时需要耐心向患者解释、说服。对坚决拒服药的患者，可将药研碎藏在食物中让其吃下，要看着患者把药服下，防止其在无人看管时将药吐掉。

（占归来）

—— 专家简介 ——

占归来

占归来，上海市徐汇区精神卫生中心主任医师。

熟悉各类常见、疑难精神障碍的诊治，专注于心境障碍的临床诊治及心理危机干预。

93. 怎样预防痴呆老人噎食

为老人提供一个安静、整洁、轻松、愉快的进餐环境，使老人保持良好的情绪状态，并尽量减少环境因素的干扰，如避免看电视、饭间谈笑，以免分散注意力，影响进食，甚至引发误吸。如有需要进行喂食，可选择薄而小的金属匙进食，每次将少量食物送至舌根；进食速度不宜太快，每次进食间隔 3 分钟左右，每餐控制在 45 分钟左右，使老人能充分咀嚼和吞咽。

进餐时尽量让痴呆老人采取坐位，头稍稍向前倾斜；如果是长期卧床或无法直坐者，可以将患者头部抬高 30～40°，以利于吞咽动作，及食物进入食管；如果是偏瘫老人，偏瘫侧肩部可以用枕头、棉被垫起或身体倾向健侧，因为这样食物不容易从口中漏出，减少了食物在偏瘫侧的残留，使食物能由健侧咽部进入食管。

因为进食时口腔容易存留食物残渣，引起口腔溃疡、感染等并发症，所以饭后可用生理盐水为老人漱口或用湿棉签清洁口腔，以减少并发症发生。

经常教老人活动颈部，这样可以增强颈部肌力，利用颈部屈伸活动帮助患者引起吞咽反射，防止误咽。另外，可进行肌群训练，如咳嗽训练：老人反复进行深吸气-憋气-咳嗽的训练，可促进喉部闭锁及提高老人咳出气道异物的能力。

（孙喜蓉）

— 专家简介 —

孙喜蓉

孙喜蓉，上海市浦东新区精神卫生中心副院长、副主任医师。中国女医师协会心身医学与临床心理学专业委员会委员，济宁医学院兼职副教授。

擅长精神分裂症、心境障碍等常见精神科疾病的诊治。

94. 如何防范痴呆老人走失

痴呆老人因记忆功能受损，定向力障碍，一旦外出容易走失。主要预防措施有：专人看护；看护中应该减少老人独自外出的机会，外出时有人陪同；老人身上佩戴身份识别标志或家庭联系卡(老人姓名、联系人姓名、地址、电话等)；利用科技手段，使用专业的定位报警器，照顾者通过安装在手机上的软件实时查看老人位置。

一旦发现走失，先回想最后看到老人的位置，找到并询问最后看到患者的人，确定走失位置，组织人手并充分利用社会资源，进行寻找。

（孙喜蓉）

95. 如何防范痴呆老人跌倒

痴呆老人跌倒的原因很多，如地面湿滑、鞋子不合脚、老年人视力减退、体位性低血压等，但最主要的原因是痴呆老人多伴有锥体外系病变，导致平衡功能受损，步态障碍，以致跌倒。

防范跌倒可以从几个方面着手。保持居住环境整洁、地面干燥平整、物品摆放整齐有序。选择合脚的鞋子，软底防滑。裤子不宜过长，腰身以橡皮筋固定。

如厕选用坐便器,坐便器应相较一般坐便器高出 5～10 厘米为宜,以方便老年患者便后站立,卫生间增设把手,以便如厕时随时把扶,地面铺设防滑垫。安置脚灯,以便患者夜间走动看清地面,不致被绊倒。上下楼梯需要看护好,条件允许可以以轮椅代步。睡床高度适量降低,以坐床沿时脚跟正好着地为宜。为防止跌倒后受伤,可以在家具的转角处安置防撞条。

（孙喜蓉）

96. 为什么脑外伤后变得不爱讲话了

现代生活中,由于交通事故、运动损伤及高空作业跌落等因素,脑外伤的发生率越来越高。很多脑外伤的患者经过神经外科治疗,恢复很好,可以独自行走,甚至可以上班,但家人发现患者越来越不爱讲话了。这个时候要当心患上了脑外伤后抑郁。

脑外伤后抑郁是颅脑损伤后发生的一种抑郁障碍,发生比例很高,无论脑损伤的程度轻重和时间长短,均可发生。通常表现为不愿讲话,不愿见人,以前喜欢的事情都没有兴趣做,入睡困难或很早醒来,容易发脾气,对家人的照顾不满,常有攻击行为,容易叹气等。与普通人群发生的抑郁症的临床表现不完全相符,早期不易被发现,常被看成是脑外伤后的自然反应。脑外伤后抑郁的发生原因很复杂,目前认为与脑部损害有关,因为脑外伤经常是大脑前部和侧部的损害,这些部位参与情感的调控,其次也与患者对脑外伤的心理反应有关。脑外伤是一种巨大的心理刺激,导致患者出现紧张、担忧、恐惧、绝望等。此外,脑外伤后家庭和社会对患者的支持程度也对脑外伤后抑郁的发生有一定影响。脑外伤后抑郁如能早期发现,治疗效果是很好的。脑外伤后不爱讲话可能就是脑外伤后抑郁的一个信号,一定要积极早期识别干预。

（邵春红）

97. 痴呆的外婆成了"夜猫子"怎么办

痴呆患者常常在晚上会出现睡眠问题,成为"夜猫子",让照顾者苦不堪言。有的表现为入睡困难、早醒、多醒,由于夜间睡眠差,得不到休息,导致白天瞌睡疲劳,日夜颠倒。有的患者会出现"日落综合征",又称"黄昏综合征"或"日落现象"。这是美国的一些学者提出的概念,即在日落时分或深夜,患者突然发生意识障碍或神志恍惚，焦虑不安、激惹好斗，严重者可出现谵妄。出现睡眠紊乱的原因是痴呆患者中枢神经系统睡眠觉醒周期的调节功能紊乱。受环境影响，尤其是季节交替时，黄昏推迟或提前，患者由于睡眠觉醒节律紊乱，难以适应这种变化，出现"日落综合征"。再者，傍晚光线不好，患者对周围环境识别能力差，当看到的人或物与白天不一样时，可能诱发症状。

预防和治疗有以下几个措施。白天多晒太阳，傍晚早点开灯，灯尽量亮一些，以减少患者感受到的光线变化。尽量限制日间饮食中的咖啡因、浓茶和糖。制定合适的作息时间表，限制白天小睡。维持夜间睡眠环境的稳定，不要经常变换睡眠场所。如果症状严重，可在医生的指导下谨慎服用镇静催眠药物，特别是长效苯二氮䓬类药物，并预防跌倒。当患者出现精神行为症状时可选择使用抗精神病药物，但不应长期应用。

（岳　英）

—— 专家简介 ——

岳　英

岳英，上海市黄浦区精神卫生中心主任医师，心理咨询师，心理治疗师。上海市第一届中西医结合学会神经内分泌专业委员会委员。

从事精神医学教研、精神分析取向个体及团体心理治疗。

98. 父母脾气变得越来越怪怎么办

父母年龄大了，容易发脾气的原因很多，有时可能是因为记忆力不好，总是记不住自己的东西放哪里，翻找时出现困难，会有猜忌、抱怨，容易发脾气；另外他们有时候觉得自己年纪大了，腿脚不利索，对家庭是负担累赘，会特别在意被家人认可，有时候对别人一些轻微的指责就特别容易生气发脾气，甚至家人的劝解也会被认为是有意针对自己，不愿意理睬家人。

如果发现父母年龄大、脾气变得古怪，不再像以前那么温和、知书达理了，这时候就需要子女多多关注他们日常生活中的细节：有没有经常忘关门、水龙头、煤气；有没有忘记最近发生的事情，比如说去过的地方、见过的老朋友等；有没有经常在翻东西，找东西；有没有做一下简单的事情都觉得很困难；跟以前相比特别容易发脾气；有没有经常说一些莫名其妙，难以理解的话语；有没有情绪不稳，容易大发雷霆或哭泣等。然后把这些情况记录下来，带上父母和社区医生一起分析出现问题可能的缘由，对症下药。

作为子女，在家里需要做的是如果发现父母脾气古怪，去帮助他们正确地表述内心想法，多包容理解，让他们觉得被重视和关心，特别要注意避免斥责，给他们营造轻松的环境。就像父母对待曾经的你们，现在学会把他们当老小孩来好好"哄"，来好好疼爱。

（陈　华）

99. 尿毒症会导致脾气越来越大吗

尿毒症并不是一个独立的疾病，而是各种肾脏疾病导致慢性肾功能衰竭的终末阶段。因此，诊断了尿毒症需要长期的透析。这类患者由于毒素蓄积、电解质紊乱及神经递质代谢异常，不仅导致贫血、心衰、皮肤瘙痒等许多躯体症状，还因为会出现抑郁、焦虑、烦躁、猜疑等各种精神症状，导致患者的脾气越来越大。

对于这样的患者，首先家人要对患者的状况表示理解、同情，多给予支持帮助。在其发脾气时，不要忙于讲理，尽量三缄其口，待患者发泄完毕，情绪平稳后，再与其温和沟通，帮助其找到发脾气的原因。其次，如果患者的脾气可以通过转移注意力的方法进行分散，那么可以避开患者不开心的话题，带其去做他喜欢的、有兴趣的事情，如去公园走走、打打牌、下下棋，和患者谈论喜欢的电视节目或感兴趣的时事政治话题等。最后，如果反复使用前面的方法都不奏效，家人无法帮忙化解，那么家人要及时寻求专业人员的帮助，如去心理咨询或精神科接受正规的诊疗，帮助患者早期识别焦虑、抑郁、失眠、猜疑等精神症状。这些症状一旦早期发现、早期诊断，相对而言治疗效果都是很好的。

（邵春红）

100. 如何照顾坏脾气的痴呆老人

痴呆老人的脑功能损害，常表现为记忆、计算、思维、定向力、情感障碍及人格改变，并出现社会活动能力和自身活动能力的减退。这些功能的损害直接影响老人的行为，当老人出现幻觉、妄想、猜疑被害时，可能会出现愤怒、辱骂、攻击、日夜颠倒现象；当情绪低落时，会唉声叹气、郁郁寡欢甚至对家人不理不睬；当老人定向力减退时，可能会外出走失，不知回家；当老人人格改变时，会对人刻薄、固执、自私。痴呆老人除了智能损害严重，生理机能也日渐衰退，日常生活能力逐渐下降，进食、穿衣、洗澡甚至上厕所都可能需要帮助。尽管得到周到的照料，他们还是会像孩子一样蛮不讲理，脾气暴躁，因小事发火、骂人。

因此，照顾坏脾气的痴呆老人时，首先要有爱心和耐心，像对待自己的孩子一样呵护他们，他们需要陪伴、理解、宽容和照顾。其次，要了解他们的病情，熟悉他们的生活经历和脾气性格，知道他们坏脾气的原因才能有针对性照料。第三，在他们平静时，可以教他们识字，陪他们唱歌、游戏，谈他们熟悉的人和事，去他们曾经熟悉的场所和地方，帮助他们记忆，教会简单管理自己情绪的方法，安抚他们的情绪。

（占归来）

101. 怎样与痴呆者相处

记忆减退是痴呆患者的核心症状之一，随之带来很多不便。但是患者的记忆障碍是有可能延缓的，我们在照料陪伴时需要更多的耐心。

一是需要注意沟通技巧。尽量使用简单、通俗易懂的语言，语气响亮平稳，最好使用患者常用方言。对因记忆减退而造成的麻烦，切勿强加指责，否则会加重患者的不安和自责，进而加重病情。对患者的危险行为，及时劝说阻止，态度温和，对痴呆患者的合理要求，尽量满足，不能使用侮辱性言语；对患者的疑问，要耐心解答，回答简单明了。多回忆既往的经历，多回忆既往有成就的故事，家庭和工作方面的均可，让患者从回忆中得到快乐和满足。鼓励患者参加适当活动，如家庭聚会，让熟悉的人和其打招呼，促进思维活动。适当参加锻炼，做力所能及的运动和家务，做手脑并重的活动。应尽量督促并陪同患者一起外出活动，可以去一些患者曾经熟悉的场所和环境，帮助其回忆和保持记忆。在患者衣服口袋里放置卡片，标注个人信息及联系人电话。

（占归来）

102. 怎样照料痴呆老人的日常生活

痴呆老人在卫生、饮食、大小便、起居等日常生活方面自理能力差，需要家属督促或协助。对患者来说，洗脸、洗澡可能会变得越来越困难，最好按照他们过去的习惯去做，并适当给予建议。维持良好的个人卫生习惯，可减少感染的机会。个人卫生包括皮肤、头发、指甲、口腔等的卫生。要求早晚刷牙、洗脸，勤剪指甲，定期洗头、洗澡，勤换内衣、被褥。给予卫生指导，采取措施制止不卫生行为，如随地大小便、捡地上东西吃等。根据天气变化及时添减衣被，居室常开窗换气，常晒被褥。

对于任何人来说，个人卫生都属于私人问题，即使患者需要被提醒，也应注意不要伤害他们的自尊心，多采用鼓励或提示的方法，切忌命令。要把洗澡变成一件快乐的事情，如温柔地交谈、按摩、播放轻音乐、使用带香味的肥皂等。在浴室内增加安全设备，安装把手、用防滑地板垫、使用坐式马桶等。从头顶喷头冲下的水流会令一些患者感到恐惧害怕，因此最好使用手握式淋浴器。提前做好准备，安排好所有细节。如果患者不穿衣服，应检查身上是否有红肿或溃疡，一旦发现应及时就医。要巧妙地提醒和帮助患者，给他们尽可能多的自主性。

很多晚期的老年性痴呆患者会出现大小便失禁的情况。要做好大小便失禁的护理，应训练其定时大便和定时小便，要经常提醒他们在睡前、醒后及饭前、饭后解小便，以减少泌尿系统感染的机会。晚饭后给液体量需减少，以免影响患者的休息和睡眠，但白天必须给予充足的水分。对大小便失禁者，还应注意保持局部清洁，经常用温水擦洗会阴部、肛门周围及大腿内侧皮肤，可涂抹爽身粉，保持局部干燥。要保持床单和衣服干燥、清洁平整，随湿随换，及时更换污染的衣物，避免排泄物刺激引起的合并症。若肛门周围发红，则涂以氧化锌软膏，以使收敛，并用软纸或洁净的旧布把双侧臀部隔开，避免相互摩擦，加剧创面的破裂。

（王　涛）

青│少│年│篇

103. 孩子为什么一遍遍地重写作业

小强的学习态度很认真，他每写完一道题目就要反复检查两三遍，怕写错字，如果觉得一个字没写好就要擦了反复重写，而且还经常撕了这一页纸再重写。仅上二年级的小强为什么学习这么一丝不苟？

原来，在幼儿园的时候，小强的父母离异，妈妈个性好强，独自抚养孩子。因为自己学历不高(大专)，很想孩子有出息，也为了向小强的父亲显示自己有能力将儿子培养成出色的孩子，能出人头地，她全身心地投入对小强的培养中。她给小强报名参加钢琴、书法等特长班，请名师辅导书法。妈妈严格要求，如果认为小强一个字没写好就将整篇作业撕了让他重写，甚至罚他多写。小强性格比较内向，是个懂事、听话的孩子。由于妈妈的严格教育，他在幼儿园大班时也的确取得了不错的成绩，如书法比赛获奖、钢琴顺利晋级，博得了赞许，妈妈很有自豪和成功感，小强逐渐地也养成了做事认真、谨慎的特点。但上学后，他的这种特点达到了过分的程度，日渐影响了学习速度和成绩。当妈妈意识到小强过分的反复检查、重复书写成了一个问题，让他不要这样时，小强却已经习惯难改，加上妈妈不分青红皂白的批评，小强开始对学习产生厌倦。医生给小强的诊断是强迫症。一方面指导母亲改善不恰当的教养方式，另一方面对小强进行心理治疗。

儿童强迫症的发生主要与一定的心理因素、个性特质和教养环境有关。可采用心理治疗和药物治疗，心理治疗不仅针对孩子本人，还需要家长一起参与。

（张劲松）

—— 专家简介 ——

张劲松

张劲松，上海交通大学附属新华医院发育行为儿童保健科、临床心理科主任。中国心理卫生协会心理治疗与心理咨询专业委员会委员，EMDR 创伤心理治疗学组组长，中华医学会儿科学分会发育行为儿科专业委员会委员，上海市医学会精神医学专科分会委员。

104. 怎样评估注意力水平

儿童注意力的评估主要通过观察。家长或教师可通过一些平时的观察发现孩子是否存在注意力问题，包括观察孩子的注意的范围、分配调节程度、稳定性如何，是否容易出现分神即转移性，是否影响学习和生活，还有就是要区分主动注意和被动注意。例如，有些孩子看电视打游戏注意力集中，但学习不能持续专注，那说明他被动注意还好，但主动注意差。

除了观察，一些量表有助于家长了解孩子的注意力水平，如 Conners 父母评定量表(PSQ)、长处和困难问卷(SDQ)(家长版)、注意缺陷多动障碍 SNAP－Ⅳ评定量表(父母版)。孩子也可使用长处和困难问卷(SDQ)(儿童版)、Achenbach 青少年自我报告表(YSR)等问卷自评。有的量表还有教师版本。专业人员则通过家长、老师和孩子的问卷填写，再结合孩子的表现和特定的诊断工具，来判断孩子是否有注意力障碍。一些注意力测试软件或工具如持续性操作测验(CPT)、反应/不反应任务(Go/NoGo)、注意广度测试、Stroop 测试、威斯康星卡片分类测验(WCST)等也可对注意力进行评估。使用时，需要考虑到适用年龄范围。这些工具目前只能用于筛查，还不能代替医生的诊断评估。对于一些测试结果的解释，最好由咨询专业人员进行。

总之，评估一个孩子的注意力水平应尽可能客观准确，最好的方法是父母、老师、孩了和医师一起做综合评估。

（孙锦华）

105. 小朋友经常眨眼睛、扮鬼脸是一种病吗

现实生活中，一些孩子会出现挤眉弄眼、反复咳嗽、吸鼻、努嘴、扮鬼脸等表现，家长往往带孩子先去看眼科、呼吸科、耳鼻喉科、儿内科等，最后才看儿童精神科。实际上，这些症状可能是抽动症的表现。一些非儿童精神专科医生可能对该病认识不足，认为是"沙眼""咽炎""只是小毛病，大了会自愈"，如误诊或没有予以及时的治疗，会贻误病情。

抽动症是学龄期儿童常见的、发生率仅次于多动症的一大类神经精神障碍。该病原因未明，表现为不自主的、反复的、快速的、无目的的、一个部位或多个部位肌肉运动性抽动或/和发声性抽动，有的还伴有多动、注意力不集中、强迫性动作及情绪行为异常等症状。

第一类症状是运动抽动症状，表现为眨眼、耸鼻、努嘴、歪嘴、耸肩、扮鬼脸、点头、摇头，还有的出现控制不住的鼓肚子、蹦、跳、跑和拍打自己等更为复杂的运动抽动。

第二类是发声抽动症状，孩子会反复出现清嗓子、咳嗽、吼叫、吸鼻、学狗叫、学猪叫，甚至会出现重复语言、模仿语言、控制不住地说脏话（秽语）等复杂的发声抽动症状。许多孩子成长经历中都曾有过一过性的抽动症状，有些症状在一些孩子身上经常出现，时常变换，时好时坏，如症状严重者则需要药物治疗。

（孙锦华）

106. 儿童抽动症有哪些治疗方法

目前，关于儿童抽动症的治疗方法包括以下三类。

一是药物治疗。

（1）多巴胺受体阻滞剂。氟哌啶醇是治疗儿童抽动症尤其是中重度儿童抽动症的经典药物，其药效可靠，但不良反应较多，可出现锥体外系反应、过度疲劳、记忆障碍、人格改变、迟发型运动障碍等。其他多巴胺受体阻滞剂如盐酸硫必利（泰必利）、氟奋乃静、利培酮、哌迷清等效果较氟哌啶醇弱。

（2）α-2 受体激动剂。可乐定为临床常用的 α-2 受体激动剂，可作为儿童抽动症临床常规治疗药物，伴有行为问题的患儿可作为首选药物。

（3）单胺能拮抗剂，临床常用的主要包括利培酮、奥氮平。

（4）其他药物，如新型抗癫痫类药物托吡酯可明显改善抽动症患儿症状。

二是免疫调节治疗。对于上述药物治疗疗效不佳的患儿，可选择使用皮质激素、血浆交换或注射免疫球蛋白等方式进行免疫调节治疗。

三是心理行为疗法。作为药物治疗的辅助手段，与药物联合应用能够缓解患者的心理压力，对其焦虑、多动、强迫等进行疏导和安慰，包括精神控制训练、习惯反转训练、自我催眠、奖励疗法、刺激疗法等。

（易正辉）

107. 小朋友新入幼儿园困难怎么办

对于小朋友来说,进入幼儿园是第一次离开父母来到一个相对陌生的环境,因而觉得不适应是一种很正常的表现。但是,一部分孩子由于和父母关系过于亲密,或者性格比较内向、敏感等原因,对新环境表现出更激烈的反应,甚至不愿意去幼儿园,则可能是出现分离性焦虑症的表现。

分离性焦虑症是一种比较轻的心理疾患,是指当儿童与父母或抚养人分离时,出现的过度焦虑情绪反应,多见于 6 岁以下儿童。此种情绪反应经常出现,达到一个月以上,影响了儿童日常学习和生活,方可诊断。分离症状常表现为与依恋对象(如妈妈)分离后,过分担心妈妈的安全或害怕妈妈一去不复返;在幼儿园总是哭泣,担心多,或过分担心自己会出现危险,以致不愿与依恋对象离别。这些儿童非常害怕一个人,不想上幼儿园或拒绝上学,甚至依恋对象不在身边时不愿意上床睡觉,必须妈妈陪着才能入睡。还有的孩子会反复出现做噩梦、夜惊等症状。当父母遇到这种情况时,应该采用相对温和、积极的方式来处理,比如和孩子沟通不愿意去的原因,和孩子约定每天定时的接送,不能采用打骂等过激的方式强迫孩子去幼儿园。

(孙锦华)

108. 如何识别儿童期抑郁

儿童青少年也有喜怒哀乐,也会染上抑郁这类心理疾患。儿童期的抑郁表现和成人相似,但也有自身的特点。一个小学生经常存在着情绪差、容易伤感或感到活着没有意思,甚至不想活了,自感对生活和学习丧失了兴趣或兴趣减少许多,或学习生活动力几乎都没有了,如果持续时间超过半个月,就提醒父母要及时带孩子到医院就诊。

学龄期儿童或更小的孩子,情绪表达不是这么直接,他们往往通过行为或饮食睡眠习惯表现出来。例如,有的情绪容易激惹,会经常出现一些行为问题,如摔东西、踢门、与父母争吵、用美工刀划自己手臂;还有些学生则以头痛、肚子痛为借口拒绝上学;有些学生感到心情难过,为使时间过得快些,则通过打游戏打发时间,睡眠也是日夜颠倒,胃口大减;少部分儿童则整天睡,不想做任何事。出现上述行为问题或饮食、睡眠等生活习惯的改变时,家长或老师要耐心询问、关注孩子的情绪变化,最好求助于医生帮助指导。

(孙锦华)

109. 儿童活泼好动就是多动症吗

你可能见到过一些调皮捣蛋的小孩,他们总是活蹦乱跳,有用不完的精力,没事总搞搞小破坏以满足自己的好奇心,又或者在学校不能认真听讲,在家里忙碌不停。

儿童时期的孩子,本来就对世界充满好奇,他们处于一个想彰显自己、喜欢受关注的时期,表现为比较活泼好动,一些表现只是比较调皮罢了,并没有达到多动症的诊断标准,孩子喜欢动和所谓的活动过度增多还是要区分开来。如果一个孩子在需要安静的场合或完成既定的任务时,出现明显的活动过多或坐立不安,经家长或老师劝阻,仍然难以安静下来,还会经常打断别人的讲话或者上课时有很多小动作,擅自离开座位等,明显影响自己或他人学习,影响正常活动的进行,许多场合都出现这些情况,持续时间超过半年甚至更长时间,则要考虑多动症的诊断。如果孩子只是在游戏、体育活动中比较兴奋,而在课堂上或需要安静的场合中表现较为安静、活动中能听从老师指令完成活动中的任务安排,则只考虑为好动而非多动。

值得注意的是,有些多动症孩子并没有多动症状,但表现为注意力明显的不集中,做作业拖拉,这类症状如果影响学习比较明显,持续时间有半年以上,也要考虑是多动症。多动症全称为注意缺陷多动障碍,注意力明显的不集中也是症状之一,所以不一定有多动才叫多动症。

(孙锦华)

110. 孩子患上多动症,家长该如何应对呢

一旦确定"多动症"的诊断,家长会通过各种渠道,寻找各种多动症的治疗和训练方法,很容易被这些治疗方法弄糊涂了,不知道该相信哪一种。

虽然每个孩子的治疗方式不尽相同,但推荐家长考虑两种重要的方式。第一是服药。一般地说,医生会根据孩子病情的严重程度作出判断,并且给予家长意见。家长需要充分与医生讨论药物的适用性、作用和不良反应,这样能获得最大的疗效。第二,家长需要学习一些关于"行为管理"知识。多动症孩子的问题

往往以自控力缺陷为核心表现,家长需要增加孩子的自控力。在家庭内部建立明确的奖惩机制,协助孩子理解哪些行为是被赞赏的,哪些不是。学会和多动症的儿童说话,发出简单、清晰的指令,家庭内部协调一致地应对孩子的行为。积极与学校老师联系,给孩子提供适宜的学校环境。

此外,其他可行的方法包括生物反馈治疗、注意力训练、执行功能训练等。谨记,每个多动症儿童的特点都不一样,没有一种适合所有孩子的标准流程。但是,无论是何种治疗方式,建议家长能够和孩子的主诊医生进行充分讨论,从而得到最大的获益。

(杜亚松　江文庆)

—— 专家简介 ——

杜亚松

杜亚松,主任医师,博士研究生导师,上海市精神卫生中心少儿精神科主任。

长期从事儿童青少年精神疾病、心理卫生问题的医教研工作,擅长儿童青少年情绪行为问题、学习困难的诊断和治疗。

111. "不会说话"就是自闭症吗

首先,要知道自闭症有什么特征,自闭症和"不会说话"并没有必然的联系。自闭症,用更加医学化的术语来说,应该是孤独症,是一类比较严重的神经发育性障碍。它的核心特征包括社会沟通和社会交往的缺陷及局限、重复的行为、兴趣或活动。

其次,就核心特征而言,社交障碍是最突出的障碍,而"言语语言能力"只是社交能力的一部分。自闭症儿童不但存在言语及语言运用的缺陷,而且他们眼神对视差、与他人共同注意的能力不足,这些缺陷构成了他们的社交障碍。

再次,自闭症的临床表现从孩子很小就可能已经开始了,当他们到了 3 岁,这些表现会非常典型。因此,当我们发现一个孩子对与人交往不感兴趣、喜欢独自玩耍、喜欢固定的东西、重复同样的活动时,这些特征提示需要进行自闭症的筛查。

总的来说,1 岁多的孩子应当开始有意识地叫"爸爸、妈妈",而一个 3 岁的孩子如果仍然不会说话,属于比较异常的状态。一些常见的问题需要考虑,如听觉障碍、发音系统异常、语言环境过于贫乏或者过于复杂等语言发育障碍方面的问题，可以到儿童精神科、儿童保健科医生处进一步评估。

（杜亚松　江文庆）

112. 孩子反应慢且学习成绩差，究竟是怎么回事

这个问题的答案可能非常多样，其中一种临床上比较常见的情况是智力发育问题。

智力发育异常的孩子原因多种多样。生物性的因素，例如家族遗传性问题，母亲在孕期、围产期遇到了明显的问题，最常见的是孕期感染、围产期缺氧等，这些事件对孩子的大脑发育具有显著的影响。也可能是儿童早年没有接触到良好的生长环境，缺乏智力发育的重要刺激。

家长会发现孩子与其他同龄儿童相比，总是略显落后。1岁左右，当其他孩子已经开始独立行走、有意识地叫"爸爸、妈妈"，这些孩子仍然不能做到。进了幼儿园，这些孩子往往不声不响，很安静，但是老师教的东西就不那么容易跟上。进入小学以后，这种困难就更加明显了。面对学业的要求，他们难以做好。由于他们可能缺乏社交能力，容易被同学"欺负"。当然，这些孩子也可以表现为发脾气、拒绝上学等不适应性的行为。但是，如果我们深入了解他们，就会发现学习困难、认知能力的不足是他们问题的核心。

此外，多动症、特殊学习能力障碍的儿童也可能出现学习困难。无论是何种因素，首先要做的是一个详细的评估。

（杜亚松　江文庆）

113. 如何看待"陪读"现象

孩子上了初中或高中，学习压力大，时间紧张，有些家长为了能给孩子多一点学习时间，他们就选择了陪读，有的干脆辞掉工作，专心陪读，把叠被子、洗内衣和袜子都替孩子做了。陪读虽然使孩子能安心学习、专心学习，一定程度提高了部分学生的学习成绩，但从长远来讲，陪读对于孩子的心理发展并不是一个值得推荐的做法。

孩子尽管是未成年人，但他们应该能够处理自己的学习压力和紧张生活，每个孩子需要在一定心理发展的时期完成自己的发展任务。而家长的陪读，其实是替孩子做了一些应该他自己做的事，父母们过分关注他们的作业，甚至帮其整

理作业、代笔完成一些不重要作业，这种"越俎代庖"的教育方法，造成了孩子的依赖心理。"陪读"这种对孩子的帮助方式，看似帮助孩子精力更加集中于学习上了，实则使其失去了很多成长锻炼的机会，孩子将来不可能不遇到压力，成长本就如此，压力只能靠孩子自己去扛。等孩子考上了大学、走上工作岗位，在校园里、工作中还会面临种种的压力，包括面对生活上自我照料水平差的窘境，而那时候孩子"技不如人"，则会更感到很自卑。可见，陪读的做法只是暂时延缓了压力应对，是一种溺爱孩子的方式，不符合现代教育趋势。

（孙锦华）

114. 如何与孩子建立良好的亲子关系

父母和子女是血缘最近的直系血亲，为家庭关系的重要组成部分。许多父母都有这样的苦恼，孩子一天天长大，父母与子女之间却越来越难沟通。

第一，父母要重视亲子关系的培养和付出。孩子一出生就能感知父母对自己的关爱。有些家长为了自己的事业，长期在外工作，孩子交给祖父母辈来抚养，平时交流少，而等到学业出现问题时才开始管孩子，一开始就没有建立好的关系，进而很难发挥教育的作用。

第二，家长要学会观察孩子的一言一行，能充分理解和尊重孩子的需要。父母做得不好或说错话，要敢于与孩子说对不起，尊重孩子的人格和合理需求。

第三，家长要学习与孩子沟通的方式，要注意发现孩子身上的闪光点。与孩子沟通，要保持与孩子的视线持平，争取与孩子做朋友；父母经常分享下自己的事，研习孩子的兴趣并学习，这样才有沟通的共同点。父母要学会欣赏孩子，不要吝啬对孩子的赞美。

第四，教育孩子要有耐心，避免采用打骂、训斥、讽刺、挖苦等方式。避免在饭桌上和外人面前训斥教育；家长要保持心理健康，不要在情绪不稳定时教育孩子，要时刻提醒自己是个教育者和照料者的角色。父母要学习如何采取正性鼓励和奖励的方法，改善孩子的行为。

最后，父母要创造一种愉快、和谐的家庭氛围。家庭要发扬民主，鼓励表达。孩子的事尽可能让其自己做决定、自行处理，父母不要包办代替，设法让孩子按自己的想法去做。

（孙锦华）

115. 儿童的适应性有多强

儿童的适应性体现在对新事物、新环境接受过程的难易程度，适应性强的儿童不怕生活习惯的改变、不怕换环境，见人"自来熟"，学习"入门快"，可以很快适应学校的要求和学习方法。这样的孩子也很容易受到不利因素的影响，所以要注意适应对象是否有不良的倾向。

适应性弱的孩子适应新环境、新食物、新事物的过程比较困难，容易出现行为反常、闹情绪，他们生活习惯一旦改变就难调整到正常状态，开学后需要至少1个月的时间重新适应，学习新知识"入门慢"，跟不上学习进度。

对于适应性弱的孩子，要循序渐进，耐心帮助他们逐步适应，避免在孩子没有思想准备的情况下强迫他们进入新环境。如刚上学时，要给予充分的适应时间和恰当的方法，等待他们适应。在生活、学习环境发生较大变化或意想不到的不良事件时，适应性弱的儿童容易发生适应性障碍，主要表现为情绪问题、睡眠不安等，有的孩子还出现了暂时退化的现象。

从小重视培养孩子的适应能力，是减少适应障碍的最有效措施。对已经发生适应障碍的儿童，首先采用心理治疗，对程度严重者的大儿童可短期给予对症的药物治疗。

（张劲松）

116. 青春期孩子容易出现精神异常吗

青春期是指儿童发育到成年的过渡时期，一般在 12～18 岁。青春期阶段，可以观察到的是个体外形的巨大改变，但是观察不到的则是大脑功能的剧烈变化。因此，一些比较严重的精神病性障碍，在这一阶段的发病率会明显上升，以精神分裂症为例，12 岁之前的患病率在 1/30 000～1/10 000，随后会呈现陡升的趋势，达到成人阶段的患病率。因此，重视青少年的精神健康状态并且早期识别精神异常是非常重要的。

随着青春期的到来，个体的认知能力发生了巨大的进步，随之而来的是个体情绪的剧烈变化。从学龄期"快乐调节"为主的情绪特点，逐渐开始出现担心、忧虑、愤怒等情绪特点。进入青春期以后，焦虑、抑郁等情绪问题的发生率逐渐增加。

　　由于青春期的个体生长发育加速、内分泌系统不稳定，"青春期叛逆"会出现冲动性行为、不稳定情绪等，对周围环境、人或者事的认识起伏不定。有时会与父母亲激烈地对抗，可以到达类似精神异常的程度。

　　青春期的问题非常复杂，有时需要专科医生帮助家长理清思路，为孩子的成长提供支持性的环境。

（杜亚松　江文庆）

物｜质｜成｜瘾｜篇｜

117. 烟瘾也是一种精神障碍吗

　　1993 年世界卫生组织公布的国际疾病分类（ICD - 10）中，明确将吸烟成瘾（尼古丁或烟草依赖）归类于精神神经疾病。烟草中除含有一般化学物质外，还含有尼古丁。而尼古丁是一种精神活性物质，有一定的成瘾性，可以使吸烟者"解乏放松""清醒提神"，是令吸烟者爱不释手的主要物质。长期吸烟的人会产生对尼古丁上瘾的症状，随着吸烟的持续，脑内尼古丁受体上调，吸烟者必须吸入更多的尼古丁以达到和以前同样的舒适感。而一旦大脑内尼古丁水平降低，吸烟者就会出现戒断的表现，感到烦躁、易怒、焦虑、情绪低落、注意力不集中、恶心、头痛、食欲不振、坐卧难安，并渴望"来一根"。长此以往，吸烟者就形成烟瘾，变成"老烟枪"了。另外，大剂量的尼古丁还会对人的神经系统产生抑制作用，长期吸入可导致机体活力下降、记忆力减退、辨识力变差、工作效率降低等，还会引起癌症、呼吸系统疾病、心血管系统疾病，甚至产生多种器官病变。因此，吸烟危害健康，不仅仅是身体健康，还有精神健康。

（刘晓华）

118. 毒品吸一次就会上瘾吗

　　从医学角度而言，吸毒成瘾是从最开始尝试吸毒发展到强迫性使用的过程。

　　吸毒成瘾一般具备以下特征：对成瘾物质强烈的心理渴求，即老百姓俗称的"心瘾"，使成瘾者主动寻求使用成瘾物质；对成瘾物质产生耐受性，即需要增加成瘾物质的使用量来获得所需效果；一旦停止或减少成瘾物质使用会出现戒断症状；使用者难以控制成瘾物质使用的剂量与频率。偶然尝试吸毒到成瘾的发展，受毒品本身、吸毒者个体及社会环境等多种因素的影响，如毒品种类、使用毒品的途径、使用剂量、频率，以及使用者自身遗传与人格等。有研究显示，具有高冒险性、冲动性人格特征的个体更容易成瘾。

　　大量研究证实，偶尔尝试吸毒是吸毒成瘾最重要的危险因素，因为使用者开始接触到吸毒相关环境及人群,极易受同伴影响而很快发展到吸毒成瘾,一旦吸毒成瘾,戒毒非常困难。研究还发现,给予动物一次性毒品注射可引起其大脑神经系统功能与结构改变,说明一次吸毒就可能对神经系统造成不良影响,尤其是对敏感性个体可造成难以预期的不良后果,如急性中毒、过敏反应等,严重危害影响个体身心健康。因此,为了预防吸毒危害及吸毒成瘾,"千万不要尝试第一口毒品",不要因好奇而悔恨终身。

(刘晓华　赵　敏)

119. 停止吸食冰毒后并无明显不适也可能"上瘾"吗

临床专科医师诊断患者是否具有某种药物依赖(俗称"上瘾")主要根据相应的疾病诊断标准来判断。我国目前使用世界卫生组织国际疾病分类第 10 版(ICD-10)中的药物依赖诊断标准,即在既往 12 个月内,在以下 9 项中发生或存在 3 项及以上: ①非医疗目的使用;②对于其使用行为开始、结束、剂量难以控制;③使用目的是为了减轻或消除戒断症状;④减少或停止使用后出现戒断症状;⑤耐受性增加;⑥不顾社会约束、场合的使用;⑦丧失其他的兴趣爱好,影响社会功能;⑧明知有害仍坚持使用;⑨停止、减少使用后,重新使用时剂量较之前增加。

从上述药物依赖的诊断标准不难发现,戒断症状只是其中的一条症状。不同成瘾物质的躯体戒断症状的形式及严重程度具有不同特点,急性戒断症状一般表现为与成瘾物质药理作用相反的躯体心理症状群,其中以阿片类药物成瘾、酒精依赖、镇静催眠药的躯体戒断症状表现最为严重,可表现为躯体疼痛、抽搐、焦虑、失眠等,患者具有明显的不适感或痛苦感。

但苯丙胺类物质(如冰毒)依赖后其戒断症状主要表现为情绪低落、疲乏感、睡眠过度等情绪心理症状,躯体不适相对来说比较轻,多数患者能忍受,甚至觉得无明显不适。

不过,只要具有吸食冰毒史,在过去 12 月内发生了上述诊断标准中的任何 3 条症状,如不能控制使用的剂量与时间,产生了耐受性或具有其他损害等,即使患者主观感受不到戒断后有明显不适,就符合药物依赖的诊断标准,需要进行系统的专业治疗。

(赵　敏)

120. 吸毒会导致哪些精神疾病

毒品属于精神活性物质或者成瘾药物范畴，即可以影响人类心境、情绪、行为，改变意识状态，具有依赖潜力的化学物质。成瘾药物种类繁多，像酒精、烟草、咖啡等是日常生活中最常见的成瘾物质，可以通过合法途径获得或购买及使用。而海洛因、冰毒等成瘾性很强的麻醉药品与精神药物，被法律规定禁止非法使用、购买、种植、生产等，即非法成瘾物质，属于毒品范围。毒品属于法学概念，不同国家由于法律规定不同，毒品种类也有所不同。

吸食毒品会引发一系列生理、心理和社会功能危害。如一次性大量使用毒品可导致急性药物中毒乃至死亡；长期慢性使用会损害神经系统、免疫系统、循环系统和泌尿系统等，导致各器官出现一系列并发症，包括肝炎、局部皮肤溃疡、出血、皮肤脓肿、败血症、肺炎等躯体并发症。因不洁注射、使用毒品共用注射器或不安全性行为导致血液传播疾病及性病传播，常见的有艾滋病、梅毒、性病等。

吸毒与许多精神疾病密切相关，吸毒可直接导致抑郁、精神病症状、认知损害、人格改变等。吸毒与精神疾病具有共同的危险及易感因素，两者共病率很高。研究发现，吸毒者中抑郁情绪共病率达 30％ 左右，共病焦虑等问题也比较常见。另一方面，精神障碍者中吸毒比例也远高于正常人。

（赵　敏）

121. 吸毒导致精神障碍该如何治疗

使用毒品可影响人类的精神活动，长期大量使用毒品可导致大脑功能与结构异常。科学研究已证实，毒品成瘾是一种慢性复发性脑疾病，可导致一系列的躯体、心理和社会功能损害。不同毒品导致临床表现具有不同特点，海洛因等传统毒品更加"伤身"（躯体并发症及戒断症状更严重）；而苯丙胺类兴奋剂包括冰毒、摇头丸等合成毒品更"伤脑"，更容易导致认知功能损害及精神症状。90％以上的合成毒品使用者在吸毒后出现幻觉、妄想、行为紊乱等精神症状，还可导致抑郁、情绪不稳等问题，即发生精神活性物质所致精神障碍。如果及时治疗，大多数患者的精神症状可以逐渐缓解，但如果反复复吸，精神症状可反复发作，变成慢性精神疾病状态。

对于吸毒者应该进行全面精神状态评估，了解患者是否存在相关精神症状，对存在精神症状者需要详细的鉴别诊断，了解精神症状与吸毒的关系。由于药物依赖与精神疾病相互影响，患者可能同时独立存在药物依赖与精神疾病两种疾病，即共病现象。对于毒品所致精神障碍，首先需要戒毒治疗，同时根据临床需要治疗精神症状，戒毒后精神症状一般会痊愈，不需要长期使用治疗精神疾病的药物。但如果精神疾病与药物依赖是共病，治疗难度更大，除了系统的戒毒治疗外，还要对共患的精神疾病进行长期规范的治疗。无论是毒品所致精神障碍还是药物依赖与精神疾病共病，均需尽早寻求专业治疗。

（赵　　敏）

122.　长期饮酒会让人变傻吗

众所周知，一次大量饮酒可出现急性神经精神症状。长期饮用可产生酒精依赖，慢性酒精中毒所致各系统损害，特别是中枢神经系统，可产生痴呆。

酗酒伤身，酒精也可给大脑带来损害。酒精之所以损害健康的脑组织，是因为乙醇能直接通过胃黏膜被吸收入血，并很快通过血脑屏障进入大脑。酒精具有神经毒性作用，能直接杀伤脑细胞，使之溶解、消亡、减少，长期饮酒者脑细胞死亡速度会越发加快，脑萎缩也会越来越严重。伴随脑血流量的减少，脑内葡萄糖代谢率、脑神经元细胞活性均减低，大脑功能随之衰退。长期过量饮酒则会造成慢性酒精中毒，表现为性格改变、精神异常、定向力差、记忆力减退等。酒精成瘾者患上酒精性脑病、小脑失去平衡作用，会使人出现走路不稳、幻听幻视、手发抖等症状。防止酒精对大脑的损害，平时饮酒一定要适量，出现症状最好戒酒，并进行正规治疗。

（王　　涛）

123.　长期饮酒的伤害有哪些

酒精属于精神活性物质，具有一定的成瘾性。饮酒首先需区别社交性饮酒和酒精滥用，如果饮酒对饮酒者的身体与精神健康造成了损害，或对其家庭、工作或者他人造成了不良影响和后果，就可以认为是酒精滥用。如果在滥用的基础上，饮酒者出现难以控制的饮酒、越饮量越多（即耐受），不饮或少饮酒浑身或心里难受不适（即戒断），可能变成酒精依赖了。

正如大家所熟知的，饮酒伤肝，长期大量饮酒不仅会引起肝功能不良，还会导致酒精性脂肪肝、肝硬化。除了对肝脏的影响外，长期大量饮酒还会导致消化系统、心血管系统等多种疾病，如引起食管炎、慢性胃炎、消化道溃疡，诱发急性胆囊炎和急性胰腺炎，增加血黏度而引发心脑血管疾病风险等。更为可怕的是，长期大量饮酒还容易"伤脑"，引起人格改变和情绪行为问题。另外，酒精成瘾的饮酒者一旦停止饮酒会出现戒断表现，如震颤、乏力、出汗、胃肠道不适、烦躁易怒、焦虑不安、注意力涣散、睡眠困难等，严重的会出现意识模糊、幻觉、妄想、发热、惊厥、瞳孔散大、血压与心率不稳定等谵妄表现，死亡率非常高。

（刘晓华）

124. 为什么安眠药效果越来越差

安眠药主要是指镇静催眠药物，是一类对中枢神经系统具有抑制作用的药物，主要用来治疗失眠、焦虑症、癫痫等。目前临床上常用的安眠药包括苯二氮䓬类（即大家熟悉的各种"安定"）和新型药物（如唑吡坦、佐匹克隆、右佐匹克隆、扎来普隆等）。这类药物具有不同程度的成瘾性，新型安眠药比安定类药物的成瘾性小一些。但无论是哪种药物，长期或不恰当的使用都容易"上瘾"，导致耐受性增加、躯体依赖或心理依赖，会出现"安眠药越吃越多，效果却越来越差""不吃药就睡不着"的情况，而且突然停用可能引起情绪波动、身体不适等撤药反应。因此，患者一定要在专业医生的指导下，根据自身情况尽可能选用成瘾性较小的安眠药，合理正规地使用。如果同时存在焦虑、抑郁等情绪问题，或存在引起睡眠障碍的躯体疾病，则要进行相应的治疗。特别需要提醒的是，除了药物治疗以外，患者需要养成良好的睡眠习惯，纠正不合理的认知，掌握一些放松的技巧等。

（刘晓华）

125. 如何避免安眠药依赖

安眠药让失眠患者又爱又怕，爱的是服用后能改善睡眠，减轻失眠痛苦，使用安全、起效快、耐受性良好，怕的是停不下来，造成依赖。其实，只要在专科医生和临床药师指导下，系统规范地服药以及减药、停药，连续使用时间不超过4周，就能避免药物依赖的发生。首先，医生会根据不同的失眠特点选择合适的药物，比如对于入睡困难的患者，首选短效类安眠药（唑吡坦片、佐匹克隆等），而对于早醒再难入睡的患者，则首选长效类安眠药（安定、氯硝安定等），这对保证疗效、缩短服用时间以及顺利停药非常重要。其次，医生会指导患者如何用药以及如何减药、停药。一般地说，间断用药比连续用药更好，服用四五天停一天，若睡眠状况有所改善，连续服药的天数就要慢慢减少，逐渐到服一天停一天，服一天停两天，直到最后完全停服。此外，失眠常伴有焦虑、抑郁等情绪问题，甚至精神病性障碍，如果不积极处理情绪问题、治疗精神病性障碍，可能会造成安眠药停药困难。

（李　婷）

126. 精神科药物会成瘾吗

由于精神科药物服药时间较长，许多人会担心精神科药物具有成瘾性。事实上，大多数精神科药物与治疗其他内科疾病如高血压、糖尿病等慢性疾病的药物类似，都没有成瘾性。

我们需要知道，药物成瘾是患者为了获得服药后特殊药物效应（如放松、快感等）而不断增加用药剂量的失控性或强迫性用药行为，影响患者的正常生活及学习工作等。如果按照医生指导规范使用药物，目的是控制或者缓解精神疾病的症状，而不是因为非治疗目的滥用药物，剂量控制在临床用药剂量之内，就不属于成瘾。需要说明的是，许多药物长期使用后如果立即停药，可能出现一些躯体不适或精神症状，这是躯体因长期用药产生了适应性反应，突然停药后躯体的"反适应症状"或"撤药症状"，并不是成瘾后的"戒断症状"。只要不符合药物成瘾的特点，即使停药后出现"撤药症状"，也不是成瘾。

精神药物大致分为抗精神病药、抗抑郁药、抗焦虑药及镇静催眠药、心境稳定剂、中枢神经兴奋药、认知增强剂、抗震颤麻痹药等。在这些药物中，只有部分药物，如一些抗焦虑药及镇静催眠药、中枢神经兴奋药（如哌甲酯）具有成瘾潜力，其他药物都不具有成瘾性。在使用具有成瘾潜力的药物时，一定要严格遵守医师的建议，不能自行调整药物的用途与剂量，定期到门诊随访，评估病情，根据病情需要及时调整用药方案。对于使用无成瘾性的精神科药物则无需担心成瘾问题，应按照医师的建议方案规范用药，保持病情的稳定。

（赵　敏）

127. 药物成瘾能自己戒掉吗

药物成瘾的治疗非常复杂，需要专业机构与专业人员的帮助。除了成瘾药物本身因素外，复杂的个人心理因素与家庭社会因素都影响成瘾的发生发展及复发过程。因此，对成瘾的治疗不仅仅是让患者躯体脱离成瘾物质（即脱毒治疗），而是针对成瘾的心理、家庭和社会因素开展综合性治疗。

药物成瘾治疗应该包括脱毒、康复、回归社会与防复吸治疗三个完整的阶段。脱毒治疗阶段主要以药物等其他医学治疗手段为主，主要目的是帮助患者躯体上脱离对成瘾物质的依赖状态，消除或减少躯体戒断症状。躯体戒断成瘾药物以后，还需要针对患者成瘾物质使用的心理、家庭与社会因素及成瘾导致相关问题，进行系统的心理康复治疗，包括认知行为治疗、行为列联管理、动机促进访谈、正念疗法，目的是帮助患者减少心理依赖、控制渴求，修复家庭及心理方面的问题等。第三个阶段为回归社会，主要目的是改变生活方式与预防复发，需要家庭社会的关爱与支持。

脱毒治疗只是整个治疗过程中的第一步，是完成成瘾治疗的前提与基础。整个治疗过程需要专业人员的帮助与指导，需要创造一个良好的支持性康复环境，涉及患者本人生活方式及家庭环境改变等方面。自我戒断并非治疗药物成瘾的最佳方式之一，研究显示成瘾后自我成功戒断者比例很低，因此建议最好去专业机构，在专业人员的帮助下进行成瘾治疗，可大大增加治疗成功的机会。

（赵　敏）

128. 如何预防药物依赖复发

药物依赖是一种慢性复发性脑疾病，具有复杂的生物学与心理社会学病因基础，应采取医学、心理和家庭社会康复等综合治疗帮助患者康复与预防复发。

除了阿片类药物依赖，对于大多数药物依赖，目前我国尚缺乏有效的预防复发药物治疗，以心理行为及家庭社会干预为主。阿片类药物依赖预防复发的药物包括丁丙诺啡和纳洛酮复方制剂赛宝松、纳曲酮等，有条件的患者可以考虑使用此类药物辅助治疗。此外，美沙酮维持治疗作为降低危害的措施，也有助于保持躯体稳定状态。需要强调的是，在这些药物治疗过程中需要配合心理行为治疗，以提高治疗依从性及疗效。

对于其他药物依赖者如苯丙胺类药物（包括"冰毒""摇头丸"等）、大麻等药物依赖者，因缺乏预防复发的药物治疗方法，主要以心理行为治疗为主，即通过专业人员的帮助，针对患者吸毒原因及复发高危因素，帮助其改变药物依赖相关不良认知模式及不健康生活方式。

　　药物依赖的心理行为治疗包括动机强化治疗、预防复发治疗、行为列联管理及家庭治疗、团体治疗等技术。对于患者自身而言，戒毒后应远离吸毒相关环境与"毒友"，识别吸毒高危情景及学习相关应对技能，包括如何应对心理渴求、如何放松减压、应对不良情绪的心理技能、培养健康的生活方式，以及发展健康的兴趣爱好替代成瘾行为。此外，患者的家庭成员与朋友应创造、鼓励和支持环境，可以帮助患者保持戒毒信心。患者应主动寻找增加自己社会支持的方法，加强与家庭及朋友的正性联系，逐步回归社会。

　　药物依赖康复是一个长期的过程，需要较长时间保持与专业人员的联系，警惕与预防药物依赖复发。

（赵　　敏）

人│格│障│碍│篇│

129. 人格障碍就是性格缺陷吗

人格障碍和性格缺陷不一样。

人格是人的性格、气质、能力等特征的总和。人格障碍是指人的内心体验和行为模式已经明显偏离了所在社会文化环境应有的范围，比如敏感多疑、过分担心、暴躁冲动等。这种心理行为模式的影响是广泛的，涉及个人和社交场合的方方面面，引起个体本人或他人的痛苦，或者导致社交、职业或其他重要功能方面的损害。人格障碍通常开始于童年、青少年或成年早期，并一直持续到成年乃至终生。

性格是人格的核心部分，主要表现在对人、对事的态度和行为方式上所表现出来的心理特点。性格缺陷常用于日常生活中，用来形容一个人在某方面性格品质上的不足，常见的性格缺陷有懒惰、自私、胆小怕事等，这些都是不良的心理因素，但程度一般较轻，对生活工作影响较小，对他人和社会危害小。

（李　　婷）

130. 人格障碍是天生的吗

人格障碍形成的原因比较复杂，目前尚无定论。大量的研究资料和临床实践表明，生物、心理、社会环境等方面因素都会对人格的形成产生影响。目前认为，人格障碍是在大脑先天性缺陷的基础上，遭受环境有害因素（特别是心理-社会因素）的影响形成的。

在生物学因素方面，人格障碍患者亲属中人格障碍的发生率较高，提示人格障碍与遗传（也就是天生的）有关。另外，脑电图检查发现半数人格障碍患者与儿童脑电图近似，故有学者认为人格障碍是大脑发育延迟的表现。

在心理-社会因素方面，许多学者认为童年生活经历和精神创伤对人格的形成具有重要作用。婴幼儿时期母爱的剥夺、父母离婚、家庭感情破裂、长辈过分溺爱、家庭或教师对儿童时期的不合理教养方式可导致人格的病态发展。此外，社会环境对人格的发展也有一定的影响。家庭结构不稳定，污秽、凶杀等内容的小说、网络及影视文化的影响，以及社会上存在的不正之风、拜金主义等社会现象、扭曲的价值观念，对人格障碍形成的作用也不可忽视。

总之，人格障碍形成有多方面的原因，除先天的大脑缺陷外，心理、社会与文化、环境的潜移默化的影响，可能是人格障碍形成的关键因素。

（李　婷）

131. 什么是冲动型人格障碍

对于从小爱发脾气、爱打人的孩子，要注意教育引导，如果持续到成年，有可能会发展成为冲动型人格障碍。冲动型人格障碍的主要特征为情绪不稳定及缺乏冲动控制能力，往往因微小的事情或精神刺激，就会突然爆发强烈的暴力行为，自己控制不住自己，从而造成破坏和伤害他人。一旦发展成为冲动型人格障碍，治疗则较为困难。

冲动型人格障碍与家庭教育有较大关系。被家长溺爱的孩子往往个人意识太强，受到限制就容易"还击"。另外，专制型的家庭，儿童常遭打骂，心理压抑，长期郁结于内心的不满情绪一旦爆发出来，往往会选择较为激烈的行为来发泄积怨。如果家长经常采用暴力解决问题，孩子还会模仿家长的攻击行为。因此，家长要以身作则，采取正确的教育方式，营造健康的家庭环境，预防人格障碍的发生。当孩子出现行为问题时，家长及老师决不能疏忽大意、听之任之，应带其去看心理医生或精神科医生，及时设法矫正。

（李　婷）

132. 如何看待变态连环杀人犯被逮捕后面带微笑

变态连环杀人犯很大一部分为反社会型人格障碍患者，此类患者主要表现为一种漠视或侵犯他人权利的普遍心理行为模式。他们不遵守社会规范，多次触犯法律，对伤害、虐待或偷窃他人的行为后果缺乏懊悔之心，轻描淡写或显得不在乎，甚至会幸灾乐祸，责备受害者愚蠢、无助或者活该。追求新奇和心理刺激，常是反社会型人格障碍患者的一种驱动力，也是经常导致其反社会行为的变态心理动因。

此类患者缺乏共情能力。所谓共情能力，即设身处地地站在对方的角度感其所感、想其所想的能力，这是人际关系的关键能力。有良好共情能力的人，会对别人的痛苦感同身受，轻易不会给对方制造痛苦，因为那时自己也会跟着一起痛苦。但是，反社会型人格障碍患者似乎完全不具备这一能力，他们对别人的痛苦漠不关心，不仅不会体会别人的痛苦，反而会制造别人的痛苦，把自己的快乐建立在别人的痛苦之上，因此在犯罪被逮捕时会面带微笑。

（李　婷）

133. 什么是偏执型人格障碍

偏执型人格障碍属于精神障碍的一种。多见于男性，主要特点是广泛的猜疑和敏感。这种患者极度敏感，在遭到拒绝或失败时，容易感到委屈，对侮辱和伤害不能宽容，长期耿耿于怀；固执己见、心胸狭隘，容易将别人无意的或友好的行为误解为敌意或轻蔑；自以为是，自命不凡，对自己的能力估计过高，惯于把失败和责任归咎于他人而原谅自己，在工作和学习上往往言过其实；同时又很自卑，爱嫉妒，总是过多过高地要求别人，但从来不信任别人的动机和愿望，认为别人存心不良；不能正确、客观地分析问题，易从个人感情出发，主观片面。由于患者的敌对和冷漠，他们常常无法建立起亲密的人际关系。他们很少有自知之明，很少求助于医生，如果配偶或同事劝其去治疗，他们多持否认或辩解的态度。

（李　婷）

相关治疗篇

134. 什么是精神分析治疗

　　精神分析治疗是由奥地利医生弗洛伊德创立的一种心理治疗方法。主要通过指导和帮助患者自由联想、解析在治疗中的阻碍和讨论、分析患者对治疗师的感受和治疗关系来使患者理解自己的问题、获得深度领悟、修通内心冲突。早期精神分析治疗更多关注在患者潜意识冲突和防御这些冲突的方式上。之后精神分析治疗的发展更着眼于早年亲子关系和治疗师在治疗中提供的矫正性情感体验等。

　　经典精神分析治疗通常治疗频度较高，可达一周 4～5 次，疗程较长，没有具体的待解决的问题，可用于治疗各类神经症、处理创伤问题、人格层面调整、个人成长和心理治疗师的个人体验。现代精神分析治疗有时也采用一周 1～2 次的低频度治疗，治疗师有时也会更主动地干预，治疗常常更为聚焦，有局限性的主题或靶症状，如聚焦于亲子关系、惊恐障碍等，有时也被称为心理动力学取向的心理治疗。精神分析和动力学心理治疗没有明确的禁忌证。

（方　芳）

135. 什么是森田治疗

　　森田心理治疗简称森田治疗，由日本慈惠医科大学森田正马教授于 1920 年创立，是一种顺其自然、为所当为的心理治疗方法。森田治疗主要的适应证是所谓"神经质"，大致包括当今分类中的焦虑症、恐怖症、强迫症、疑病症、神经症性睡眠障碍等。森田认为发生神经质的人都有疑病素质，他们对身体和心理方面的不适极为敏感，而过敏的感觉又会促使进一步注意体验某种感觉。这样一来，感觉和注意就出现一种交互作用。森田称这一现象为"精神交互作用"，认为它是神经质产生的基本机制。

　　森田疗法的基本治疗原则就是"顺其自然"。顺其自然就是接受和服从事物运行的客观法则，它能最终打破神经质患者的精神交互作用。而要做到顺其自然就要求患者在这一态度的指导下正视消极体验，接受各种症状的出现，把心思放在应该去做的事情上。这样，患者心里的动机冲突就排除了，痛苦就减轻了。当然，为了能让"顺其自然"对你的问题产生效果，就得结合"为所当为"。也就是说，你在"顺其自然"的同时，得把自己的注意力放在客观的现实中，该工作就去做工作，该学习就去学习，该聊天就去聊天，做自己应该去做的事情。当然也许刚开始的时候，那些困惑你的观念、杂念仍旧让你感到痛苦，但只要你相信它们迟早会自然消失，并努力地去做好现实生活中你该去做的事情。那么，那些杂念、情绪就会在你认真做事的过程中不知不觉地消失了。

（冯　威）

136. 冥想能否减压

冥想，又称正念，根源于 2500 年前佛教的禅修思想。美国麻省理工大学乔·卡巴金博士开发了非宗教的冥想技巧，并将它引入心身医疗保健领域。冥想是"一种觉知力：即通过有目的地将注意力集中于当下，不加评判地觉知一个又一个瞬间所呈现的体验，而涌现出的一种觉知力"。卡巴金注意到这种冥想练习对身心有减压放松效果，故于 1979 年创立了冥想减压疗法（MBSR）。

MBSR 采取的是连续 8～10 周、每周 1 次的团体训练课程形式，每次 2.5～3 小时，不仅实际练习冥想，也讨论如何以正念和平等心来面对与处理生活中的压力和自身疾病，并在第 6 周进行一整天 7～8 小时的全程禁语的密集型正念冥想。在国外，MBSR 有着广泛应用，它不仅用于高压力人群的减压，也用于心理疾患，如焦虑症、抑郁症以及强迫症的治疗，还有长期慢性疼痛、癌症、中重度银屑病等疾病的康复治疗。

（刘涛生）

137. 如何做放松训练

放松训练是指使有机体从紧张状态松弛下来的一种练习过程。放松有两层意思，一是说肌肉松弛，二是说消除紧张。由于精神活动和躯体活动的相互影响，放松训练在使肌肉放松的基础上，最终目的是使整个机体活动水平降低，达到心理上的松弛，从而使机体保持内环境平衡与稳定，避免焦虑。

放松训练的基本要求是：在安静的环境，练习者要做到心情安定，注意集中，肌肉放松。做法上要注意循序渐进，放松训练的速度要缓慢。对身体某部分肌肉进行放松时，一定要留有充分时间，以便练习者细心体会当时的放松感觉。

（1）调节呼吸节奏。

当你面临情绪紧张时，不妨做深呼吸，有助于舒解压力、消除焦虑与紧张。当你感到焦虑时，你的脉搏加速，呼吸也加快。正确的腹部呼吸是，当你一吸一呼时，腹部将随之一起一伏。

（2）肌肉放松训练。

在肌肉紧张的时候，心理也会紧张、焦虑。如果能让肌肉放松，根据心理生理相互作用的原理，心理上也可以放松下来。系统的肌肉放松训练，通常采用坐姿，之前需要拿掉一些束缚的东西如手表之类。将注意力依次集中在每个肌肉群：手臂、脸和颈部、胸、肩、背、腹部、腿和脚，紧张再放松。要记住，每次肌肉紧张和放松训练，紧张过后都要保持一会，感受紧张再放松。具体肌肉放松过程可参照以下要求。

手臂：紧握拳头，放松；向后弯曲手腕，手背和前臂紧张，放松；肩（左右分开做，每次只耸一个），耸起肩部向耳部靠拢。感觉和保持肩部的紧张，再放松。

颈部：将头紧靠在椅背上。感觉颈部和后背的紧张，保持然后放松。头向前向下伸，感觉颈前部肌肉的紧张，然后放松。

胸部肌肉：深吸气，充满你的胸腔，憋一会。感觉整个胸部和腹部的紧张状态，保持然后放松。

背部：将背往后弯曲，感觉紧张，放松。

腿部：伸直双腿，暂停 5 秒，放松。

脚部：将脚尖尽量朝上指，使你的小腿肌肉绷紧，然后放松。

到最后还是要关注一下自己的全身，如果觉得哪里还紧张，再发送信息，放松。放松好了以后，留一点时间感受放松状态，这个时候可以给自己一些暗示：比如说，"我现在从五数到一，那时我睁开眼睛，很清醒，很宁静"。

（冯　威）

138. 长期失眠可以通过催眠治疗吗

失眠可以由很多因素引起，如继发于身体疾病（疼痛、皮肤瘙痒症等）、精神疾病（精神分裂症、抑郁症、焦虑症等）、滥用药物或"成瘾"物质等，也可以与睡眠呼吸紊乱、睡眠运动障碍（梦游等）等相关，更多的是没有明确原因下出现的失眠，即原发性失眠。当出现失眠问题时，首先需要进行必要的检查与评估，以寻找可能的原发疾病，以便给予针对性的治疗。如为原发性失眠，建议首先进行睡眠卫生保健，必要时可采用镇静催眠药物治疗或心理干预。

催眠治疗是众多心理治疗方法中的一种，主要用于治疗神经症及某些心身疾病。催眠治疗是催眠师采用心理学技术使被催眠者进入催眠状态，而非"睡着"，从而探讨患者潜意识中被压抑的东西，为被催眠者解除痛苦，带来放松和快乐，恢复身心健康，并非大众理解的"催其睡眠"。催眠治疗往往会与其他心理治疗方法结合起来使用，较少单独使用。诚然，如果患者的失眠存在一定的心理因素，或者患者本身有童年不良经历、人格缺陷等问题影响其睡眠，也可以采取催眠治疗及其他心理治疗方式。

（刘晓华）

139. 电抽搐治疗和药物治疗孰优孰劣

改良电抽搐治疗（即 MECT 治疗）相对于药物治疗来说，具有以下三大优势：①起效迅速，尤其是对药物治疗无效的严重抑郁症和精神分裂症紧张性患者，几乎能够发挥立竿见影的效果，较短时间内控制其症状；②疗效确切，特别对伴有严重自杀意图、木僵拒食、剧烈兴奋躁动及有严重攻击冲动行为的患者，MECT 治疗可使症状迅速消除；③安全性高，只要严格掌握适应证和禁忌证，MECT 的安全性并不比抗精神病药物低。采用影像学方法并未发现治疗后的患者有大脑结构的改变。

但是，任何事物都不可能是完美的。MECT 治疗也有特定的不良反应和并发症，主要是头痛、恶心、呕吐和可逆性的记忆减退，并且对于设备和麻醉等相关技术的要求较高，MECT 治疗实施起来较为复杂且有一定的危险性。MECT 与药物治疗的危害是相对的，应在严格掌握其适应证和禁忌证下开展该项治疗。

（张　晨）

140. 电抽搐治疗引起的记忆力减退会不会恢复

MECT 术后，患者除出现焦虑、头痛、恶心、呕吐、眩晕之外，最常见的不良反应是短暂的逆行性或顺行性遗忘和记忆减退。有很多人担忧，MECT 会不会引起脑组织暂时性的和远期的结构改变，尤其是与记忆功能有关的海马区，对缺氧和缺血异常敏感，由 MECT 治疗引起的记忆力减退会不会恢复呢？

有研究发现，抽搐发作是蛋白质合成过程被暂时抑制造成的，暂时抑制蛋白质合成的药物也可以在较短时间干扰记忆。可以证实，MECT 时维持和巩固记忆的机制出现异常，而不是大脑结构发生了实质性的改变。所以 MECT 引起的记忆减退很大程度上是可以恢复的。

国内有研究揭示 MECT 治疗对于记忆有影响，但是这种影响是暂时的、可逆的。在治疗过程中，使用韦氏记忆量表（WMS）对难治性抑郁症患者进行评估，发现 WMS 中的再认、图片、联想及背数记忆在急性期治疗结束后 1 天较治疗前评分下降有非常显著性差异，但在维持治疗前 1 天、维持治疗 8 周末、16 周末、18 周末较治疗前评分下降无显著性差异。这一结论与国内外的大多数研究都表明，MECT 引起的记忆力减退，可在治疗后一周至数月得到很好的恢复。除此之外，还有学者发现，精神分裂症患者工作记忆功能经过 MECT 治疗可能会有不同程度的改善。

（张　晨）

141. 重复经颅磁刺激治疗能治疗哪些精神疾病

重复经颅磁刺激治疗（rTMS）是一种大脑皮层神经磁刺激的治疗方法，具有无痛、无损伤、操作简便、安全可靠等优点，如同深部脑刺激、迷走神经刺激、电抽搐治疗一样，作为一种非药物治疗手段，已成为治疗精神疾病的一种新的手段，尤其是它在治疗抑郁症方面的效果，已经得到了广泛的认可。2008 年，rTMS 已被美国食品药品监督管理局（FDA）正式批准为成人抑郁症的治疗措施。

rTMS 主要用于以下疾病的治疗：①抑郁症，rTMS 治疗抑郁症的研究最多，国内外研究均显示 rTMS 对抑郁症治疗有效，而且对部分难治性抑郁症也表现出一定的效果；②双相情感障碍，rTMS 可以作为情感稳定剂治疗的增效剂，且具有很好耐受性；③精神分裂症，目前 rTMS 主要用于改善精神分裂症的幻听、阴性症状、阳性症状及认知功能等；④焦虑障碍，低频刺激对广泛性焦虑有效，同时 rTMS 治疗创伤后应激障碍、惊恐障碍有一定的疗效，但其疗效大都无法通过对照研究得到证实，而且焦虑障碍与抑郁症有许多共同的神经生物学基础，很难明确其疗效是由抑郁情绪改善所致，还是直接改善焦虑症状。

（易正辉）

142. 磁抽搐治疗能治疗哪些疾病

磁抽搐治疗（MST）是指使用经颅磁刺激诱发癫痫发作来发挥治疗目的的一种物理治疗方法。自 2002 年被报道以来，已成为精神障碍物理治疗的热点。它与电抽搐治疗（ECT）有相似之处，即诱发脑区产生癫痫样脑电。但电抽搐治疗在引起抽搐发作时，由于头皮与颅骨的高阻抗，需要刺激电流较大，会影响到大脑深部，有一定的记忆与认知功能损害。磁抽搐治疗的感应电流只作用于大脑皮质局部，既可以像电抽搐治疗一样引起抽搐发作，取得电抽搐治疗的治疗效果，又很少有电抽搐治疗的不良反应。因此，磁抽搐治疗有望取代传统电抽搐治疗。另外，由于磁场无阻碍地通过组织，与 ECT 相比，MST 可以更有效地控制刺激的部位和程度。MST 设备是经过改造的可输出较大功率的重复经颅磁刺激设备，主要原理是电流通过线圈时产生的快速变化高强度磁场穿过颅骨作用于脑组织，在脑组织中产生的电流可以诱发大脑自发放电，产生类似 ECT 的强直性阵挛发作。MST 和 ECT 治疗一样，一个疗程指 3～4 周内间断接受 8～12 次治疗。患者在接受 MST 治疗过程中会使用麻醉剂和肌肉松弛剂，因此 MST 治疗过程中患者不会有痛苦的体验。

目前国内尚没有开展 MST 相关研究，也没有用于临床，国外主要用于重症抑郁障碍的治疗，已获美国食品药品监督管理局的批准。

（易正辉）

143. 虚拟现实技术可以用来治疗精神疾病吗

虚拟现实技术（VR）是一种可以创建和体验虚拟世界的计算机仿真系统。它利用计算机生成一种模拟环境，是一种多源信息融合的、交互式的三维动态视景和实体行为的系统，仿真使用户沉浸到该环境中。VR 在医学方面的应用具有十分重要的现实意义，特别是外科领域。近年来，VR 辅助治疗精神疾病的研究引起了国内外的广泛关注。采用 VR，可以为康复者创建一个逼真的治疗环境，医生、患者通过虚拟环境交流互动，可以帮助患者纠正和改善感知能力，便于创建一种情感化的体验环境，在辅助精神疾病的治疗方面具有明显的优势。2016 年国外的一项研究发现，虚拟现实的情景模拟可以帮助治疗抑郁症等疾病。该科研团队通过构建成年人安慰孩子的场景，让患者分别扮演成年人及孩子两种人物角色,体验关爱和被关爱的情感,研究结果显示 VR 技术的应用可以降低抑郁症严重程度和自我批评。南京脑科医院在国内率先引进美国密西西比大学心理中心开发的 STEPVR 虚拟现实系统,在临床中开展"VR 辅助的认知行为治疗",通过结合生物反馈技术(BF)用于各种恐惧症患者的治疗。目前 VR 在自闭症辅助康复的研究已经引起国外研究机构的重视。相信在不久的将来,VR 必将在更多精神疾病的康复治疗方面发挥作用。

(易正辉)

144. 什么样的问题适合家庭治疗

一般地说,家庭治疗是以家庭为对象而实施的一种心理治疗方法。如果一个家庭出现下述问题,则需要进行家庭治疗。如家庭功能不健全,家庭结构出现了问题,家庭成员关系比较差,成员之间情感交流困难,沟通受阻,家庭中权力分配出现了问题,家庭成员对家庭的认同感也出现了问题,成员因家庭的原因出现心理问题或心理障碍。这些问题如果比较明显影响自我或家庭社会功能,都需要求助于心理治疗师,来对家庭进行分析、理解和治疗,使其康复或重建家庭关系。

在儿童青少年心理门诊中,很多家庭治疗往往始于孩子来就诊,例如,孩子出现厌食症,医生对其家庭剖析,认为家庭也需要治疗,这样才能更好地帮助孩子康复。有人说,孩子的问题就是家庭的问题,家庭的问题就是夫妻的问题,而夫妻的很多问题又是来自各自原生的家庭,家庭对于一个人来说太重要了。

成人也会出现心理症状,症状的意义反映出家庭系统有问题。当家庭过于忽视或过分焦虑患病成员的治疗、家庭成员要求参与某个患者的治疗、家庭中有一个反复复发的精神疾病患者、家庭中某人与他人交往有问题的时候,都有必要考虑家庭治疗。

(孙锦华)

精│神│相│关│篇

145. 如何应对社会对精神疾病患者的歧视

社会对精神疾病患者的歧视是一个古今中外都存在的问题，这种歧视阻止或推迟患者的求医行为，极大程度上影响其预后及生活质量。

学习精神疾病相关知识，知道绝大部分精神疾病是可治的，并且能恢复社会功能，自己就不会对患精神疾病产生"恐惧心理"，对自己及所患疾病的治疗有充分信心，就会减少因受到歧视而产生的恐惧、愤怒及抑郁等负面情绪。

要积极面对自己所患疾病，早发现、早干预，接受系统规范治疗，预防疾病复发。同时尽早回归到正常的学习、工作及生活中，恢复社会功能。只有自己疾病得到很好的控制，社会功能恢复，才能打消社会对精神疾病的"恐惧心理"，才会被周围人接纳、了解。

要调整好自己对所遭受"歧视"的心态，经常纠正自己一些错误的认知，如对"过分在意别人对自己的看法"，要自我暗示"我是为自己而活，并不是为了别人的评价而活""我不要太敏感，也许别人并没有歧视我，只是我想多了"等。

要加强对精神疾病知识的教育和宣传，使人们正确认识精神疾病，减少人们对精神疾病的负面评价，使更多的人对精神疾病有客观、正面的评价。

学会用法律武器保护精神疾病患者的权益，目前国家已有精神卫生的专项立法，对政府医疗措施、费用及法律责任等都有相关规定，能切实保障精神疾病患者的合法权益。

（易正辉）

146. 患有精神疾病后人会变得很暴力，危险吗

影视作品中时常将精神病患者塑造成冲动暴力的形象，登上新闻版面的也往往是较为恶性的事件。事实上，精神疾病患者只有在疾病发作期的危险行为，如暴力攻击他人和自杀自伤行为的发生率高于普通人。长期随访研究显示，除了疾病发作期之外，得了精神疾病并不意味着都会变得很危险。不但绝大多数

的精神疾病患者从来没有过暴力行为，而且精神疾病患者由于疾病本身因素，更容易受到歧视与暴力伤害，是社会上的弱势群体。如大多数精神分裂症患者是活动减少、内向孤僻、行为被动、情感淡漠的，在疾病引起的幻觉及妄想影响之下，多数患者采取忍耐、退缩、逃避的态度，只有少部分患者会出现兴奋激越行为，进而伤人或自伤。值得注意的是，精神活性物质（如酒精、毒品）可导致幻觉、妄想等精神症状，进而有攻击性行为。

面对可能具有攻击性的患者，我们首先应注意与患者之间的交流技巧，控制个人情绪，避免激惹患者。其次，平日应多观察患者言行，若发现异常或病情反复，及时安排就诊。再者，若患者已经出现攻击性倾向，切忌惊慌奔跑或大幅度动作，以免进一步刺激患者，先试着与患者沟通，接触时应保持安全距离，并站立于患者侧面，不要背对患者，稳定患者情绪，同时请求他人援助，将患者送医。

特别提醒

最佳预防患者冲动行为的方法是及早就医治疗及坚持服药，尤其是存在被害妄想的患者可能出现拒绝服药或藏药等情况，家属或监护人应在患者服药时多加监督。规范化的治疗和专业的预防干预，以及整个社会对精神疾病的科学认识，是降低精神疾病发作危险度的有效方法。

（陈诗恩　刘　娜　陈发展　陆　峥）

147. 精神病是家庭成长环境不好造成的吗

当代社会，随着社会压力的逐渐增大，精神健康问题日益受到重视，精神疾病发病有年轻化趋势。研究显示，遗传因素是导致精神病的重要原因。临床遗传学研究证明，精神疾病患者近亲的患病率比一般居民高数倍。与患者血缘关系越近，精神病的发病率越高。有关孪生子的研究报告，同卵孪生的同病率比双卵孪生高 4～6 倍。

家庭生活环境对于精神疾病的发病也会起到一定的作用。首先，家庭成长环境会影响人的价值观，影响人的动机与需求，最后影响人的人格发育与成长，而精神疾病的发病与人的人格特征及人格缺陷有关。其次，人的心理健康状况受幼年家庭环境诸多因素的影响，特别是家庭环境的亲密度、组织性与心理健康的关系最为密切。大多数青少年精神疾病患者与父母之间关系都比较差，家庭成员之间关系的不协调造成家庭矛盾，同时也暴露了成员的很多缺点，这种矛盾以及父母的不良行为习惯在患者成长过程中会起到潜移默化的示范或强化作用，使易感素质增强。也有研究发现，精神疾病的发病与幼年的创伤经历有关，而不良的家庭成长环境会增加孩子遭受心理创伤的风险，而且获得的家庭支持较少，使孩子会缺乏安全感及得不到应有的家庭关爱，会产生焦虑、抑郁等负面情绪，长期的焦虑、抑郁情绪会影响心理健康，最后导致精神疾病的发病。

（易正辉）

148. 家属患了精神疾病怎么办

首先要尽快就医，寻求专业人员的帮助。意识到自己的家人出现了精神病征兆的时候，难免会感到震惊、害怕和担心，极力去拒绝接受这一现实。早期诊断和早期治疗对精神疾病的预后非常重要，因此要尽量缩短从发现病情到就诊的时间，做到"早发现、早治疗"。

其次，自己应该接受现实，稳定情绪，有条不紊地处理这些事情，这非常重要。人可能会反思，到底是什么原因得了精神病？是受了什么刺激？但是不要对这些问题苦思冥想，因为精神病的病因至今还不清楚，有很多患者是在没受任何刺激的情况下发病的。

第三，要了解精神病相关知识。需要了解什么是精神病，精神病发生、发展的规律，各类精神病的主要症状，各种治疗药物的特点和不良反应，家庭护理的注意事项，以及治愈之后如何防复发、如何进行心理、社会康复等知识。

第四，习惯于同精神病患者打交道。家人患病之后，你们之间的关系在以前的基础上，又增加了一层患者同家属的关系，如何处理好这种关系将直接影响到疾病的结局。有时需要当护士，去关心、照料患者的生活；有时需要代表医生，向患者讲解各种药物的作用，督促其遵医嘱服药；有时要把患者当作朋友，诚恳地交换意见、讨论问题；有时又要摆出长者之尊，来迫使患者去完成那些不愿做、却必须要做的事，比如定时休息、生活自理、门诊复查、按时按量服药等。

（易正辉）

149. 什么情况下需要强制医疗或非自愿住院医疗

强制医疗特指针对实施严重危害社会行为、经法定程序鉴定不负刑事责任的精神障碍患者，由法院判定对其进行强制医疗。其性质是一种针对特定人群的保护措施，目的是保障精神障碍患者健康利益和维护社会公众利益不受损害。决定实施或解除强制医疗的主体是法律授权的政府治安管理部门及其强制医疗机构。在实施过程中，无需征得精神障碍者本人和其监护人的意见。强制医疗期间发生的医疗费用由政府承担。

非自愿住院医疗是指部分精神障碍患者因受疾病影响丧失了对自己的精神状态的正确认识能力，无法自主就医，由他人协助就医的过程。这个过程是违背患者意志的，不同程度限制患者自由，使患者在特定的医疗机构内接受一段时间的住院观察、诊断和治疗，目的是维护精神障碍患者的生命健康权，保障精神障碍患者与其他人享有同等的医疗疾病的权利。如不及时采取有效的治疗和干预措施，可能会对患者本人或他人造成伤害；如能得到及时治疗，多数可以获得缓解、回归社会。具体法律关系为委托管理，即患者亲属、监护人委托医疗机构对患者进行诊治。非自愿住院医疗的决定权和送诊的主体为患者的亲属、监护人等相关人员，具体实施的医疗机构为普通精神卫生专业医疗机构。医疗费用的支付与治疗其他疾病支付方式相同，由医保、公费医疗、个人承担等途径支付。

根据《中华人民共和国精神卫生法》第二十八、二十九和三十条的相关规定，非自愿治疗主要适用于"发生伤害自身、危害他人安全的行为，或者有伤害自身、危害他人安全的危险的"疑似患者和诊断为严重精神障碍者。

（陈发展　刘登堂　王颖婵　赵旭东）

150. 精神疾病患者拒绝治疗怎么办

和躯体疾病不同，精神疾病常导致患者对疾病缺乏认识和判断能力，意识不到自己有病，常常拒绝治疗，不肯就医也不肯吃药。一些严重精神疾病，如重度抑郁症、精神分裂症等又有伤害自身或他人的潜在危险，此种情况下患者的监护人成为患者就医的关键因素。首先要进行劝导，促使患者就医以及配合治疗。如果劝导无效，根据《中华人民共和国精神卫生法》的规定，同时满足以下两点：疑似或者确诊的严重精神障碍患者，有伤害自身/危害他人安全的行为或者危险的患者，其监护人可以采用非自愿医疗的途径，在亲属、朋友、居委会或民警的协助下将患者带至医疗机构进行医疗。大家不要以为强行带患者到医院治疗会加重病情，这是患者得到及时治疗、缓解病情的必要手段。

（李　婷）

151. 能偷偷给不肯服药的精神病患者服药吗

精神药物治疗是精神科用于控制精神症状的主要方法,最常用、最便捷的给药途径为口服。服药依从性是指患者用药与医嘱的一致性,是药物治疗评价指标之一,与疗效有直接关系,是决定病情改善和疾病预后的重要因素。然而,精神病患者大多服药依从性差,对服药大多持消极态度,会出现拒药、留药、藏药等现象,严重影响治疗效果。一些家属在无奈的情况下,选择了给患者偷偷服用抗精神病药物的治疗方法。"暗服"药物的行为,在医学伦理及法律层面来讲,是不被允许的。

如何提高患者服药依从性呢? 可以采取以下措施:做好与患者家属的沟通工作,多关心患者,使患者感受到家庭的温暖,增加其战胜疾病的信心;护理人员要耐心、真诚地与患者沟通交流,让其感受到医护人员的关心和爱护,增加其安全感及对医护人员的信任感,以使其能够积极地配合治疗及护理工作;护理人员要多对患者鼓励和安慰,进行针对性的心理疏导,消除其不良情绪;对患者健康宣教,讲解精神病的相关知识及遵医嘱服药的重要性和必要性。

(易正辉)

152. 治疗精神疾病的药物会把人"吃傻"吗

临床工作中,有些家属反映服用精神类药物尤其是抗精神病药后,患者变得呆滞、反应迟钝,担心吃药会"吃傻"。其实,这是一种错误的认识。服抗精神病药有两种作用,一是治疗作用,二是药物的不良反应。第一代抗精神病药物,如氯丙嗪、奋乃静、氟哌啶醇等,最常见的不良反应是锥体外系反应,患者出现运动过缓、写字越来越小,严重者协调运动丧失、表情僵硬、流涎,看起来像"傻掉"一样。真正深入了解患者精神状况后,不难发现患者的记忆力、理解能力、计算力、判断力等并不受影响,智力活动正常,并没有下降。一般随着药量的减少,这些不良反应会减轻和消失。另外,随着新型抗精神病药物的开发应用,药物的不良反应比第一代抗精神病药物明显减少,大家就更不用担心"吃傻"的问题了。

(李 婷)

153. 抗精神病药对肝肾功能有影响吗

抗精神病药可能会对肝肾功能产生影响，所以对首次使用者，医生会建议定期复查肝肾功能，一般三个月复查一次。但是，并非每个使用者都会出现这样的不良反应，也就是存在个体差异的问题。一般地说，复查几次没有出现肝肾功能异常，之后再次出现的可能性就比较小了，可以半年或一年复查一次。肝肾功能异常者，明确了不是病毒、毒物等其他因素导致的话，如果是轻度的，可以联合使用一些保肝肾类药物，经过一段时间干预后能够缓解。严重的肝肾功能异常者，要与自己的主治医生商量，停用目前治疗药物，调整治疗方案，必要时请内科医生来处理。

（秦虹云）

154. 精神疾病的诊断是不是应该告诉本人

通常建议告诉本人。当然，具体如何告知，是否一定使用特定的诊断名称，需视具体情况而定。在临床工作中，不少家属对于告知本人疾病的诊断，往往有极大顾虑，担心对患者是个重大打击。由于社会上对于精神障碍的歧视现象很常见，家属的顾虑也可以理解。这个问题，一方面涉及患者的知情权；另一方面，患者知晓自己的诊断，也有助于他们更好地配合各项治疗方案。

对于具备自知力的患者，完全可以直接告知患者疾病诊断。对于不具备自知力的患者，在急性期有时可以用一些通俗语言代替专用的诊断名称。如用"你有些猜疑"代替"你患了精神分裂症的"等。患者若对这些症状表述也完全不能接受、不能配合治疗，需采取非自愿治疗的方法时，我们也可告知疾病诊断，以及可能采取的治疗措施，最大限度地实施知情同意。

（方　芳）

155. 精神康复过程中，应该事无巨细地呵护关心吗

事无巨细或过度指责这两种极端情况对患者的康复都不利。精神障碍的发病很难说是某个单一因素导致，是生物、心理、社会因素共同作用的结果。亲人

如果认为患者生病根源于自己对患者关心不够或要求过高，应承担责任，就可能对患者的行为给予无条件的容忍和接受，会降低患者康复的主动性。另一方面，若完全不能接受患者在病情影响下的消极或者逃避、易暴躁和发脾气等表现，对患者过度敌对、批评，则往往更不能让患者理解亲人的苦衷，反而产生负面影响，拒绝配合治疗。这种过度的关心或指责，精神医学中通常称其为"高情感表达"，将给患者康复带来严重阻碍。

精神康复是个长期和循序渐进的过程。精神障碍患者首先是"人"，并不能完全否认其社会角色，应该鼓励患者在病情缓解后尽力和尽早恢复既往生活常态。这个过程，需要得到家庭、朋友、医务人员等一切可能的帮助。在精神疾病患者康复过程中，亲人应该是有原则的关心和爱护，而不是溺爱或者过度严苛。

（李清伟）

156. 精神病患者可以结婚生子吗

精神病患者，无论是患有精神分裂症这样的严重精神疾病，还是患有焦虑症、抑郁症等轻性精神疾病，都可以结婚。即使是精神分裂症患者，在接受系统治疗后，很多人也可以具有和保持完整的社会功能和工作学习能力，能承担婚姻家庭的责任。

从法律上讲，患病是个体隐私，对告知与否并没有法律的强制义务，当然可以不告诉。但是，长期隐瞒疾病经历和服药事宜，往往让患者在夫妻交往中感觉自卑，夫妻关系难以保持平等地位，影响夫妻感情。从我们的经验来看，那些向对方坦诚自己疾病史并在对方理解后结婚的个体，他们的夫妻信任度和夫妻关系更佳。另一半也能更好帮助患者坚持治疗，取得更长久康复。

精神疾病患者结婚后生育的问题，要具体情况具体分析。首先要明确的是，精神疾病和许多内外科疾病一样，存在一定的遗传概率，父母患病确实增加了后代患病风险，但精神疾病很少是单基因遗传病，即父母得病则孩子及其后代有几乎不少于一半的患病风险。他们发病是多种因素决定的，既有遗传因素影响，也有后天的环境和心理因素影响。所以，不必对精神疾病的遗传过度担心。生育与否，以及妊娠前后服药问题，建议在咨询精神科和妇产科专科医师后，寻求最佳方案。

（李清伟）

157.　工作期间患了精神分裂症怎么办

　　精神分裂症患者在工作期间内，应该尽量配合医生和家人将病情控制在稳定的状态中，这点最关键也最重要。调整自己的心态，正视精神疾病。若患者觉得患病是一件可耻的事、低人一等，这无疑是自己先否认了自己。要拿出勇气，承认困难才能战胜疾病。最后，正确处理社会偏见造成的不良人际关系。对于"精神分裂症"，每个人的想法都会有不同，有些人会歧视而有些人不会，只有适应它。大发雷霆、以牙还牙、自暴自弃、离群索居、急于求成、反复纠缠、否认自己异常，这些表现不仅于事无补，反而会加深别人的误解。患者可以循序渐进地改善人际关系，选择一些普通的家常话和简单的问候，选择适当的时机与周围人接触。建议参与一些力所能及的社会劳动，去为自己证明。现在的社会，跳槽与辞退相当普遍，哪里都不一定是铁饭碗，有工作能力的人，无论在哪里都会有人欣赏。

（汪作为　任其欢）

158.　患精神疾病后是不是该换压力小的工作

　　首先，不建议在疾病急性期做重大决定，如是否换工作、是否离婚等，建议待疾病缓解后再行讨论决定。换压力小的工作，一方面对患者来说，可能意味着压力的减少；另一方面，也可能让患者感觉自我价值感的下降，反而让患者有更多的愧疚、无价值感，加剧抑郁情绪。建议和专业人员有更多讨论，充分探讨工作对个人的意义，再行决定。

　　其次，很多人认为生病是和生活事件直接相关的，比如：这个人是因为失恋了才生病的，那个人就是因为工作压力大才生病。对于疾病的发生，这些生活事件常常只是诱因而已。精神疾病的发生，往往受遗传、个性、成长经历、环境等多方面因素的综合影响。即便换了工作，将来仍有可能面临生活中其他压力事件。因此，我们建议在疾病缓解阶段，药物巩固与维持治疗，同时寻求心理治疗，更好地识别与理解自己的情绪状态，帮助发现应对生活中压力源的更多适应性方式，这样对于预防复发更有帮助。

（方　芳）

159. 宗教信仰是否有心理治疗作用

一般地说，宗教信仰的一些相关特征，比如宗教群体带来的归属感和互相支持，以及很多宗教中的类似冥想训练的方法，可能都有助于缓解焦虑、沮丧、孤独、无助感等不良情绪。某些宗教观念也可能帮助人们克服失去亲友的哀伤，更好地面对死亡相关议题。但是，过高强度的冥想练习（如每天多个小时），尤其在缺乏指导下的单独训练，也可能诱发幻觉等精神病性体验；某些高水平道德准则的宗教观念也可能加剧抑郁者的自责、负疚感，而使抑郁情绪进一步加剧，在为人处世方面采取更为固执、刻板和过分自我控制的方式。也有调查发现，极端宗教主义者的心理健康程度往往较低。

心理治疗的目的是帮助患者理解、面对和处理负面情绪，而非简单的转移、压抑。所以，宗教信仰并不能替代心理治疗。如果存在心理问题的困扰，仍建议寻求专业心理治疗师的帮助。

（方　芳）

160. 网络对心理健康有什么影响

由于对网络的痴迷，一些人大部分时间"泡"在网上，大大减少了现实生活中的人际交往。"上网时间长了，我连怎么用嘴说话都忘了"，这是一个"网虫"的自白。"在网上，没有人知道你是一条狗"，这句网民的口头禅反映了网上交际的主要特点：你不仅可以匿名，而且还可以隐匿性别、年龄、种族和社会地位。我们姑且称之为"身份丧失"。

"身份丧失"对网上行为和心理健康可能有下列影响。

平等感。在网上，你的社会地位作用不大，你是否受欢迎主要取决于你的话语是否吸引人。唯一的"不平等"是对网络是否熟悉，初学者（被称为"菜鸟"）受欢迎程度不及老练网民。

自由感。可以比较自由地说自己想说的话，所以人们不需要过多的面具，可以比较真实地表达自己。

身份虚幻感。你可以在游戏中或者聊天室编造一个假身份，尝试不同的生活体验。比如，生活中一个善良的女孩可以在网上扮作一个强悍而霸道的土匪，或者在聊天室假装男性找一个朋友。

这些影响有利有弊。仅以"身份丧失"为例，它的好处是可以让一些人宣泄被压抑的情绪，获得一定的心理自疗效果，可以让青年人尝试虚拟角色，起到"角色扮演"的作用。它的不足是会使人丧失现实感，时间久了会混淆虚拟世界和现实，还使一些人有机会进行性骚扰。

（安孝群）

161. 同性恋是精神不正常吗

在早期，学者普遍把同性恋视为一种精神疾病或"性变态"。而当代研究表明，同性恋的聪明才智及对社会的贡献能力均不比异性恋差。

美国全国精神病学会在 1974 年举行过一次民主投票，不再将同性恋归入精神疾病分类。但西方精神病学家注意到，即使把同性性取向从疾病中排除，仍有不少同性恋倾向者难以积极认可自己的性取向，出现"自我不和谐型性取向"。表现在自认为不是身心健康的正常人，用异性恋的标准衡量自己的欲求心态，认为自己不能承担相应的家庭和社会责任、对不起父母等，从而产生继发的焦虑、痛苦、郁闷，重者出现自杀念头乃至行为。这种同性恋者的异性性唤起能力持续缺乏或相当微弱，虽然他们希望有异性恋关系，但并不能建立理想的异性恋关系；尽管持续存在同性恋性欲，但他们明确表明自己并不需要这种情感，而且同性恋成为这些人苦恼不适的原因。

同性恋者发生心理冲突的主要原因是自我接纳和如何面对来自社会主流道德观念、家庭、婚姻的压力。他们渴望融入主流社会，害怕受到歧视，常竭力隐瞒自己对同性的欲求，导致精神痛苦。

特别提醒

虽然同性恋已不作为精神疾病的一种，但同性恋与性取向相关的心理卫生问题仍较普通，这类心理问题有时能引发严重后果。在这种情况下，可以寻求专业医生的服务和帮助。

（徐　逸　刘　娜　陆　峥）

162. 有同性恋倾向该怎么办

同性恋本身并不是一种精神疾病，发现自身有同性恋倾向时首先要确认对自身性倾向的价值观念。

如果认同自己的性取向并认为自己与常人无异，那就建议注意同伴教育，减少易感染和传播疾病的高危行为等不利于健康的行为，同时建议其父母或监护人获取性取向和性别方面的知识，加大家庭和学校的支持力度，以此减少对他们的排斥，营造有利于群体的社会环境。

如果因自我接纳和无法面对来自社会主流道德观念、家庭、婚姻等压力，出现明显焦虑、痛苦、郁闷等心理问题，建议寻求专业心理辅导和介入，以减少心理负担，缓解焦虑、抑郁情绪，以提高心理健康水平和社会适应能力。

特别提醒

在过去 100 年中，很多科学家采取过形形色色的治疗手段以期改变同性恋的性取向，至今却没有一项方法取得好的治疗效果，甚至对人的身体和心理造成严重损害。目前，科学界普遍反对进行改变性取向的尝试和改造同性恋者的治疗。

（徐　逸　刘　娜　陆　峥）

附录一 精神科常用药物的名称、剂型和规格

通用名	剂型	规格
氯丙嗪	片剂	25 mg, 50 mg
奋乃静	片剂	2 mg
癸氟奋乃静注射液	注射剂	25 mg
氟哌啶醇	片剂	2 mg
五氟利多	片剂	20 mg
舒必利	片剂	100 mg
利培酮	片剂	1 mg, 2 mg
	口服液	30 ml/瓶
	长效针剂	25 mg, 37.5 mg
帕利哌酮	片剂	3 mg, 6 mg
	长效针剂	75 mg, 100 mg, 150 mg
齐拉西酮	片剂, 胶囊	20 mg, 40 mg
	针剂	20 mg, 30 mg
氯氮平	片剂	25 mg
奥氮平	片剂	5 mg, 10 mg
喹硫平	片剂	25 mg, 100 mg, 200 mg, 300 mg
氨磺必利	片剂	50 mg, 200 mg
阿立哌唑	片剂	5 mg, 10 mg
氟西汀	片剂, 胶囊	10 mg, 20 mg, 90 mg
帕罗西汀	片剂	20 mg
舍曲林	片剂	50 mg
氟伏沙明	片剂	50 mg
西酞普兰	片剂	20 mg
艾司西酞普兰	片剂	5 mg, 10 mg

通用名	剂型	规格
文拉法辛	缓释剂胶囊	75 mg，150 mg
	缓释剂片剂	75 mg
	片剂	25 mg
度洛西汀	片剂，胶囊	20 mg，30 mg，60 mg
米那普伦	片剂	25 mg
米氮平	片剂	15 mg，30 mg
安非他酮	片剂	75 mg
	缓释剂片剂	150 mg
曲唑酮	片剂	50 mg，100 mg
阿戈美拉汀	片剂	25 mg
瑞波西汀	片剂，胶囊	4 mg
氯米帕明	片剂	25 mg
阿米替林	片剂	25 mg
多塞平	片剂	25 mg
马普替林	片剂	25 mg
氟哌噻吨美利曲辛	片剂	合剂
疏肝解郁胶囊	胶囊	0.36 g
巴戟天寡糖胶囊	胶囊	300 mg
丙戊酸钠	片剂	0.2 g
	缓释剂片剂	0.5 g
丙戊酸镁缓释剂	片剂	0.25 g
碳酸锂	片剂	0.25 g
	缓释剂片剂	0.3 g
卡马西平	片剂	0.1 g，0.2 g
拉莫三嗪	片剂	25 mg，50 mg
氯硝西泮	片剂	0.5 mg，2 mg
	注射剂	1 mg
地西泮	片剂	2.5 mg
	针剂	2 ml（10 mg）

通用名	剂型	规格
阿普唑仑	片剂	0.4 mg
劳拉西泮	片剂	0.5 mg，1.0 mg
奥沙西泮	片剂	15 mg
丁螺环酮	片剂	5 mg
坦度螺酮	片剂，胶囊	5 mg，10 mg
哌甲酯	片剂	10 mg
	缓释片	18 mg，36 mg
	注射剂	20 mg
托莫西汀	胶囊	10 mg，25 mg，40 mg
盐酸多奈哌齐	片剂，胶囊	5 mg，10 mg
重酒石酸卡巴拉汀	胶囊	1.5 mg，3 mg，4.5 mg，6 mg
加兰他敏	片剂	4 mg，5 mg
	缓释剂片剂	10 mg
石杉碱甲	片剂	0.05 mg
美金刚	片剂	10 mg

注：精神科常用药物的名称、剂型和规格出自药物说明书。

附录二　精神障碍的诊断类别

根据世界卫生组织的国际疾病分类,精神障碍有如下 10 大类,含数百个疾病诊断及其亚型。这里列出疾病类别,具体的诊断名称和亚型有很多,就不一一列举了。

● **精神障碍诊断类别**

第一类,器质性（包括症状性）精神障碍

F00 阿尔茨海默病性痴呆

F01 血管性痴呆

F02 见于在他处归类的其他疾病的痴呆

F03 未特定的痴呆

F04 器质性遗忘综合征,非酒和其他精神活性物质所致

F05 谵妄,非酒和其他精神活性物质所致

F06 脑损害和功能紊乱以及躯体疾病所致的其他精神障碍

F07 脑疾病、损害和功能紊乱所致的人格和行为障碍

F09 未特定的器质性或症状性精神障碍。

第二类,使用精神活性物质所致的精神和行为障碍

F10 使用酒精所致的精神和行为障碍

F11 使用鸦片类物质所致的精神和行为障碍

F12 使用大麻类物质所致的精神和行为障碍

F13 使用镇静催眠剂所致的精神和行为障碍

F14 使用可卡因所致的精神和行为障碍

F15 使用其他兴奋剂包括咖啡因所致的精神和行为障碍

F16 使用致幻剂所致的精神和行为障碍

F17 使用烟草所致的精神和行为障碍

F18 使用挥发性溶剂所致的精神和行为障碍

F19 使用多种药物及其他精神活性物质所致的精神和行为障碍

第三类,精神分裂症、分裂型障碍和妄想性障碍

F20 精神分裂症

F21 分裂型障碍

F22 持久的妄想性障碍

F23 急性而短暂的精神病性障碍

F24 感应性妄想性障碍

F25 分裂情感性障碍

F28 其他非器质性精神病性障碍

F29 未特定的非器质性精神病

第四类，心境［情感］障碍

F30 躁狂发作

F31 双相情感障碍

F32 抑郁发作

F33 复发性抑郁障碍

F34 持续性心境［情感］障碍

F35 其他心境［情感］障碍

F39 未特定的心境［情感］障碍

第五类，神经症性、应激相关的及躯体形式障碍

F40 恐怖性焦虑障碍

F41 其他焦虑障碍

F42 强迫性障碍

F43 严重应激反应，及适应障碍

F44 分离［转换］性障碍

F45 躯体形式障碍

F48 其他神经症性障碍

第六类，伴有生理紊乱及躯体因素的行为综合征

F50 进食障碍

F51 非器质性睡眠障碍

F52 非器质性障碍或疾病引起的性功能障碍

F53 产褥期伴发的精神及行为障碍，无法在他处归类

F54 在他处分类的障碍及疾病伴有的心理及行为因素

F55 非依赖性物质滥用

F59 伴有生理紊乱及躯体因素的未特定的行为综合征

第七类，成人人格与行为障碍

F60 特异性人格障碍

F61 混合型及其他人格障碍

F62 持久的人格改变，不是由于脑损害及疾病所致

F63 习惯与冲动障碍

F64 性身份障碍